The Biggest Loser
Erfolgsgeheimnisse

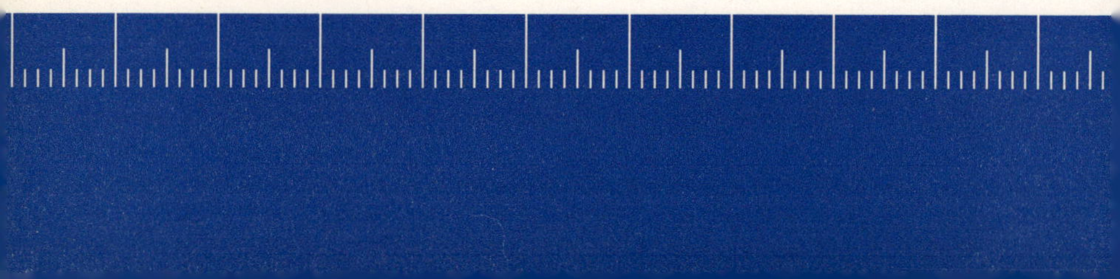

The Biggest Loser
Erfolgsgeheimnisse

15 KandidatInnen verraten ihre besten Abnehmtipps und Motivationstricks für den Alltag – so schaffst Du es auch!

Text von: Tina Gerstung und Ina Ritter

Inhalt

Carlo – Mit Witz und Wille zum Wunschgewicht

»Wenn Dir das Leben eine Zitrone gibt, mach Limo daraus« – Carlo Werner könnte Erfinder dieses Spruches sein: Zitronenwasser ist tatsächlich eines seiner Diät-Geheimnisse und flotte Sprüche hat er sogar noch mehr auf Lager als Diät-Tipps.

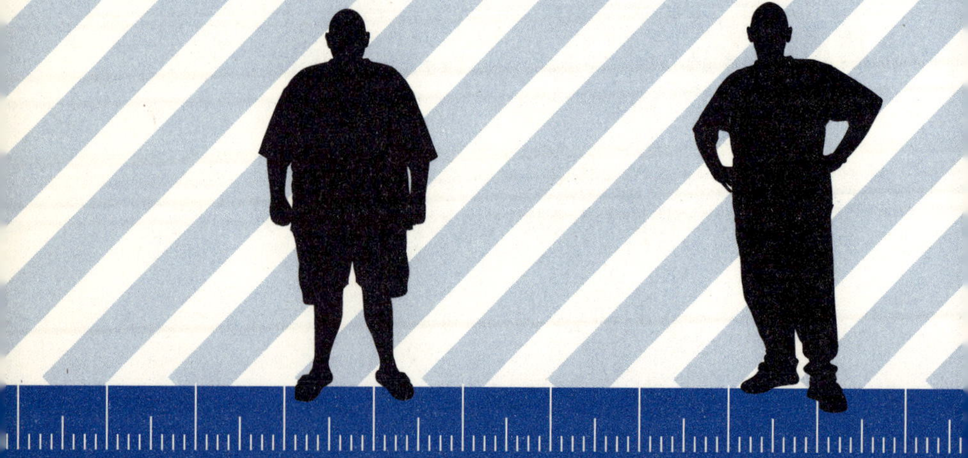

Höchstes Gewicht: **145,6 kg**   Aktuelles Gewicht: **98,6 kg**

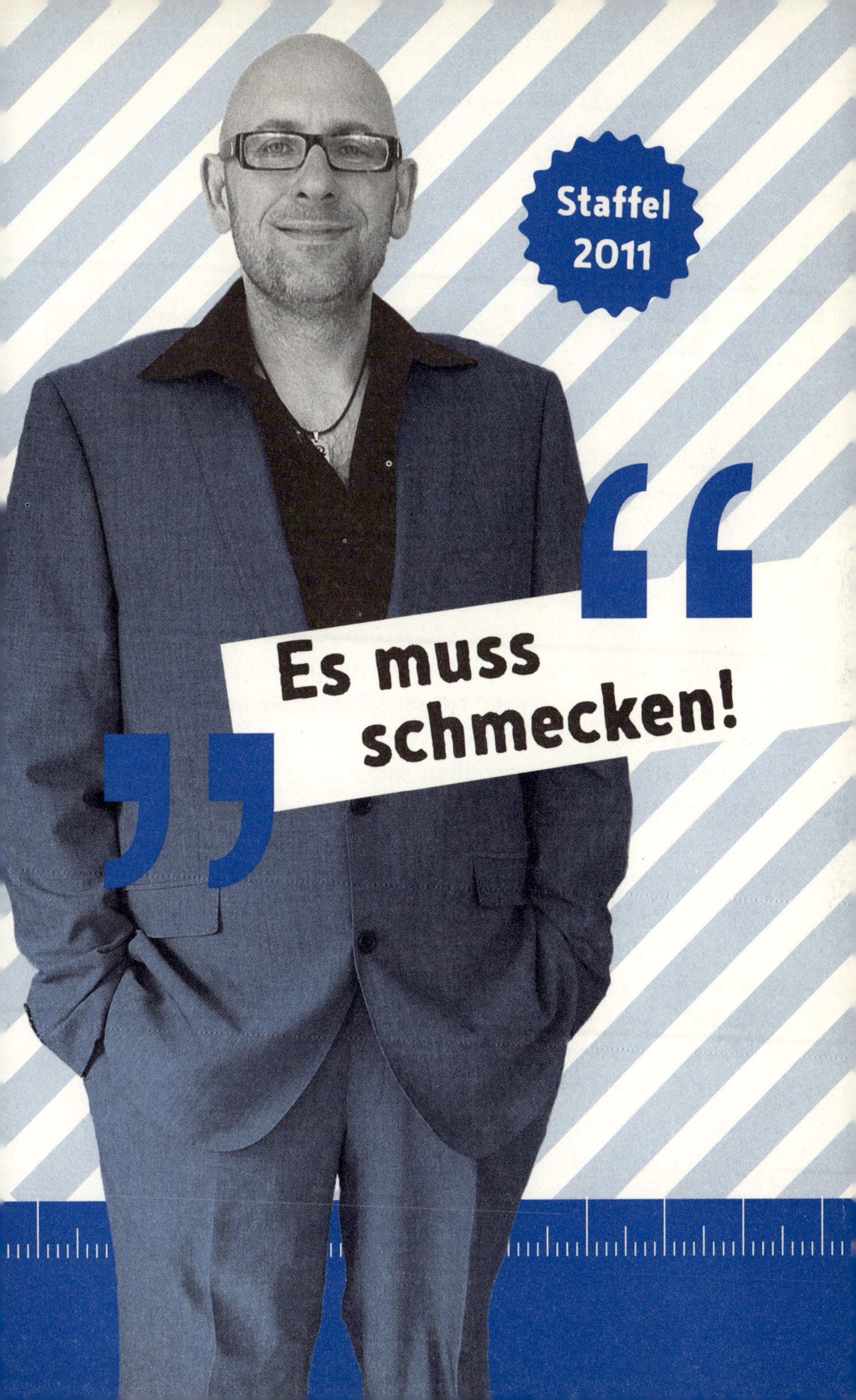
Staffel
2011
„Es muss
schmecken!“

Carlo Werner 145,6 kg > 98,6 kg

The Biggest Loser-Gewinner, Koch, Fitnesstrainer, Busfahrer, »Kneipenkind« und Familienmensch: Das alles ist Carlo Werner. Der Tausendsassa hat in seinem Leben schon so einiges ausprobiert, auch diverse Diäten. Bis zu seiner Teilnahme an *The Biggest Loser* aber ohne Erfolg. »Damals wusste ich nicht, wie ich das anstellen soll und wollte eigentlich auch nicht so richtig abnehmen. Ich habe eine Kartoffel-Diät gemacht, dabei mag ich gar keine Kartoffeln. Das ist doch total bekloppt«, sagt er in seiner unverstellt rheinländischen Art und lacht herzlich über seine gescheiterten Diät-Versuche der Vergangenheit.

Bei Carlo ist das so: Wenn er etwas wirklich will – also von ganzem Herzen – dann zieht er eine Sache auch durch. Dass er die Staffel 2011 von *The Biggest Loser* gewinnen würde, war aber überhaupt nicht klar. Denn nicht er war es, der sich für die Show angemeldet hatte, der die Teilnahme von Anfang an wollte, sondern seine Frau Sandra: »Das geschah mehr oder weniger heimlich, aber irgendwann habe ich etwas geahnt«, verrät er. Als er die Geheimaktion seiner Frau aufdeckte, blieb er erst einmal relaxed, er hatte überhaupt nicht damit gerechnet, dass er tatsächlich als Kandidat ausgewählt werden würde. Als dann aber der Bescheid kam, änderte sich das schlagartig: »Mir war direkt klar: Jetzt ist nichts mehr mit Relaxen. Ich mache mit, um zu gewinnen. Wenn schon, denn schon, Larifari gibt's bei mir nicht.« Und tatsächlich, der gebürtige Neusser hat geschafft, was er sich vorgenommen hat, und sein Erfolg gibt ihm recht: Durch die Teilnahme an *The Biggest Loser* hat Carlo seine 145,6 Kilogramm Startgewicht auf 87 Kilogramm heruntergeschraubt. Anders gesagt: Er hat ganze 59 Kilo abgenommen – das entspricht dem Normalgewicht einer etwa 1,60 Meter großen Frau; er hat sich quasi einen ganzen Menschen „wegtrainiert“. Diese Leistung wurde dann auch mit dem Sieg honoriert. Carlo erinnert sich: »Ganz klar, der beste Moment in der Show war für mich das Finale. Ich bestand nur noch aus Glücksgefühlen und Adrenalin pur.« Mehr weiß er aber nicht mehr. Das Letzte woran er sich erinnert, sei eine Backstage-Begegnung mit Moderator des Finales Oli P. »Er kam zu mir, hat mir auf die Schulter geklopft und mir alles Gute gewünscht. Danach weiß ich nix mehr.« Wie das Finale dann gelaufen ist, hat er sich einige Tage später im TV angesehen: »Zum Glück waren da ein paar Kameras dabei«, sagt er schelmisch. Im schicken schwarzen Hemd, dazu eine braune Krawatte und eine schmale, graue Anzughose: So boxte sich der 47-Jährige durch die Papierwand mit seinem alten Bild, bevor es im Finale um alles ging. Am Ende hat er sich tatsächlich durchgeboxt, im wahrsten Sinne. In der Finalshow gibt Fitness-Coach Silke Kayadelen zu: »Carlo hatte ich nicht von Beginn an als Favorit auf dem Schirm. Er hat mich echt überrascht.« Ob er denn immer fair gespielt habe, will Moderator Oli P. dann noch von ihm wissen. »Ich sach mal so«, holt er in gewohnt flapsiger Manier aus »ich bin Rheinländer, ich habe eine große Klappe, ich teile gerne aus.« Breites Grinsen, dann eine kurze Pause. »Aber ich pass schon auf, dass die Sprüche noch oberhalb der Gürtellinie bleiben.«

Den Umfang seiner eigenen Gürtellinie hat der Neusser ja bekanntlich drastisch reduziert, nach dem Finale sind aber wieder einige Kilos dazugekommen. Im Moment wiegt er 98,6 Kilogramm und fühlt sich »sauwohl«, wie er

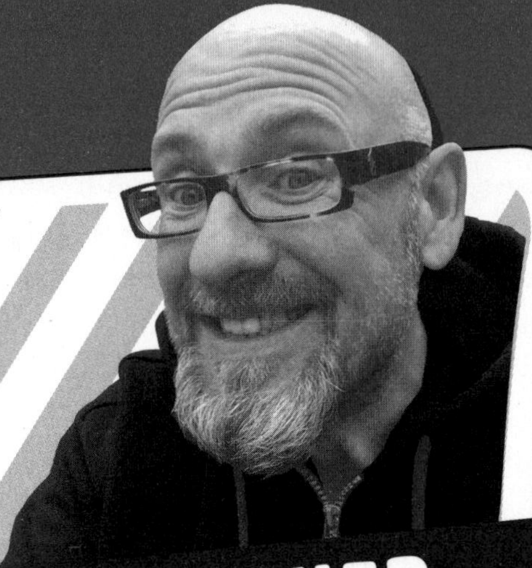

CARLO WERNER

Geburtsdatum: 20.01.1969

Beruf: Busfahrer

Familienstand: verheiratet, zwei Kinder

Wohnort: Neuss

Größe: 1,80 Meter

Höchstes Gewicht: 145,6 Kilo

Aktuelles Gewicht: 98,6 Kilo

Ich habe bei *The Biggest Loser* mitgemacht, weil … es meine letzte Chance war, um erfolgreich abzunehmen.

Mein Lebensmotto: Arschbacken zusammenkneifen! Dann schaffst du alles.

sagt. »Ich muss auch zugeben, dass ich mich direkt nach dem Finale gar nicht richtig gut gefühlt habe. Ich habe in den Spiegel geschaut und gedacht: ›Das ist doch nicht der Carlo, der dich da anguckt‹.« Mit seinen knapp hundert Kilogramm bei einer Körpergröße von 1,80 Metern ist er nun sehr zufrieden, so kann es bleiben, meint er. Und dann sagt er noch voller Respekt: »Das Schwere ist nicht das Abnehmen selbst, sondern das Gewichthalten, das ist der eigentliche Kampf.«

Der Familienvater war sein ganzes Leben lang übergewichtig. Mit fünf Jahren hatte er eine Gehirnhautentzündung und bekam Kortison – eine häufige Nebenwirkung des Medikaments ist eine Gewichtszunahme. »Das war wohl der Startpunkt«, mutmaßt er heute. Schon in der Grundschule war er der Dickste in der Klasse, als 14-Jähriger brachte er bereits über hundert Kilogramm auf die Waage. Richtig schlimm fand er das aber nie. »Ich kannte es ja nicht anders. Ich war schon immer der dicke, große Bär. So kannte ich mich, so kannten mich die Leute.« Egal ob Handball oder der Besuch im Schwimmbad: Carlo war trotz seiner Extrakilos aktiv, fühlte sich selten eingeschränkt. Erst nach der Show, sagt er heute, habe er gemerkt, dass ihn sein früheres Übergewicht schon das ein oder andere Mal mehr eingeschränkt habe, als er wahrhaben wollte: Beim Toben mit den Kids ging ihm schnell die Puste aus und ständig nur auf der Couch zu liegen, machte ihn auf Dauer auch nicht glücklich. Generell, das ist ihm wichtig zu betonen, kann man aber auch als dicker Mensch ein erfülltes, gutes Leben haben. Vor allem sollte man immer tun, worauf man Lust hat, findet er: »Im Schwimmbad hatte ich immer eine Scheißegal-

Einstellung. Das Einzige, was mich aufgeregt hat, waren die Gaffer, die mit den Augen gerollt haben. Wenn jemand ein Problem hat, dann soll er mir das doch sagen. Aber einfach nur gaffen und sich angewidert wegdrehen, das finde ich echt daneben.« Dies waren Momente, in denen Carlo sich nicht zu einhundert Prozent wohlgefühlt hat, »das war vielleicht ein- bis zweimal im Monat der Fall.« Kritisch wurde es für ihn erst, als sein Körper nicht mehr mitspielte, er bekam Gelenkschmerzen und Knieprobleme. »*The Biggest Loser* kam für mich genau zur richtigen Zeit«, sagt er. »Ohne den Druck der Öffentlichkeit hätte ich es nie geschafft.« Mit den Kameras und den Erwartungen des Publikums ging er ganz locker um: »Klar, man könnte es ja auch so auslegen, dass ich mich jede Woche vor ganz Deutschland zum Affen gemacht habe. Wer das so sehen will, soll das so sehen. Ich weiß, dass mir die Show wirklich etwas gebracht hat. Nur das zählt für mich.«

CARLOS ABNEHM-MANTRA

»Es muss schmecken! Auch bei einer Diät. Es bringt doch nichts, alles ohne Gewürze und Öl zu essen, da kann man auch gleich einen Wattebausch frühstücken. Sucht euch also eine Diät, die euch schmeckt, und lasst am Abend die Kohlenhydrate weg.«

Auf die Frage, ob er eher mit seinem inneren Schweinehund zu kämpfen habe oder die Rampensau in ihm manchmal etwas zügeln müsse, zögert er keine Sekunde: »Ich bin eine Rampensau, ganz klar.« Und wie hält er es generell im Leben – schämen oder scheißegal? »Ganz klar: scheißegal.« Schon wieder kommt die Antwort blitzschnell aus ihm herausgeschossen. Was noch auffällt, wenn man sich mit Carlo unterhält: Er sagt häufig Worte wie »ganz klar«, »logisch« oder »selbstverständlich«. Zu fast allem hat er eine klare Meinung: Bei ihm heißt es ja oder nein, ein »jein« gibt es in Carlos Welt so gut wie nie. Nur bei einer Frage, da kommt er doch ins Schleudern: Pizza oder Burger? »Das ist gemein!«, protestiert er lachend. »Kann ich beides nehmen?« Etwas ernster erklärt er dann noch: »Ich versuche immer, alles mit Sinn und Verstand zu betrachten, dann werden die Dinge klar.«

Mit Sinn und Verstand ging er nicht nur die Show an, sondern sein ganzes Leben. Als er ein paar Jahre vor *The Biggest Loser* nach Dänemark auswanderte – ja, genau, Dänemark: Carlo hat schon einiges gesehen von der Welt – arbeitete er erst einmal ein paar Wochen zur Probe und erst, als alles in geraden Bahnen verlief, holte er seine Familie nach: »Einfach so alles stehen und liegen lassen, das wäre doch total bekloppt gewesen.« An Dänemark – »das war schon eine geile Zeit« – erinnert er sich gerne zurück: Hier hat er in einem kleinen Restaurant gekocht, wohnte mit seiner Frau Sandra und seinen Kindern Dana und Nico in dem Küstenörtchen Juelsminde, die Ostsee direkt vor der Nase. Als er wegen der Wirtschaftskrise seinen Job verlor, ging die Familie

nach drei Jahren zurück nach Deutschland. Zurück in seinen alten Job wollte der Koch aber nicht mehr: »Ich koche wahnsinnig gerne, das ist noch heute so. Aber die Arbeitszeiten in der Gastronomie sind einfach nichts für einen Familienvater.« Und dann ist da ja noch das Thema mit dem Abschmecken: »Klar, als Koch ist man nur am Essen. Du musst doch wissen, was du deinen Gästen vorsetzt«, sagt er und lacht schon wieder in sich hinein. Heute setzt Carlo nur noch seinen Liebsten oder Gästen seine Leckereien vor. Ganz wichtig: Der Speiseplan im Hause Werner wird nicht von Carlos Diät diktiert. Seine Kinder, die 12-Jährige Dana und der 16-Jährige Nico, dürfen sich einmal pro Woche etwas wünschen, und das gibt es dann auch. »Die Lasagne esse ich natürlich mit, das ist doch klar. Ich habe mir immer und von Beginn an gesagt: ›Ich bin nicht die Geisel meines Körpers‹.« Denn eines ist ihm sehr wichtig: Verbieten möchte er sich nichts, dafür isst er, der aus vollster Überzeugung von sich behauptet, ein Genussmensch zu sein, viel zu gern.

Mit Sport und Bewegung gleicht er das wieder aus. Schon während *The Biggest Loser* entdeckte er das Laufband für sich: »Da stand ich dann auch früh morgens um halb sechs schon drauf, als die Kameras noch aus waren«, erzählt er. Als sie dann an waren, hat er sich allerdings auch ordentlich geplagt. Was ihm dabei geholfen hat? Alle wissen zu lassen: »Ich habe Schmerzen ohne Ende«, war einer seiner Standardsprüche im Camp. Jetzt, zurück aus dem Camp, hält er sich mit Boxen fit: »Das kann ich jedem nur empfehlen. Da tun einem hinterher Muskeln weh, von denen man bisher gar nicht wusste, dass man sie hat.« Und, einen geheimen Sporttipp hat Carlo noch in petto:

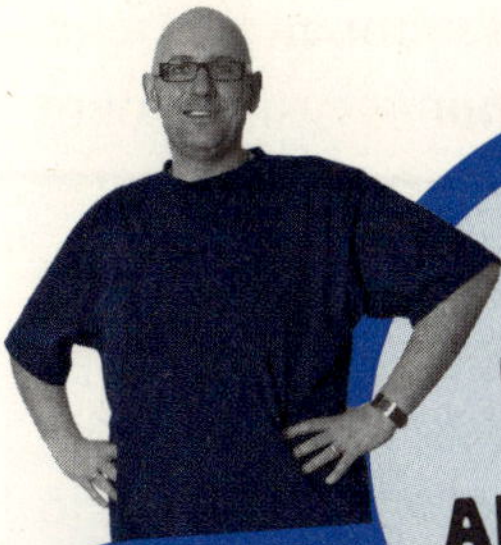

Carlos Top 5 Abnehmtipps

1. »Klick« gemacht hat, kann man es direkt sein lassen.
2. Viel Bewegung! Und wenn es nur Spazierengehen ist: Bewegen, Bewegen, Bewegen.
3. Sport! Am besten dreimal in der Woche.
4. Abends keine Kohlenhydrate essen: Wenn man abends ein Butterbrot isst, ist der ganze Diät-Tag umsonst gewesen. Besser ist Fisch, Salat, leichte Kost.
5. Viel trinken! Je mehr Wasser man trinkt, umso mehr nimmt man ab. Das geht hervorragend mit Brennnesseltee oder Zitronenwasser.

Carlo Werner 145,6 kg > 98,6 kg

Er liebt seinen Schrebergarten sehr, hier entspannt er sich und packt an: »Umgegraben werden muss immer«, sagt er beschwingt. »Der Schrebergarten ist zu meinem persönlichen Fitnessstudio geworden.«

Weil er viel Sport macht, kann er sich auch seinen ultimativen Vorsatz für jede Diät leisten: »Es muss schmecken!« ist einer der Leitsprüche, die ihn schon bei *The Biggest Loser* beim Abnehmen begleitet haben: Carlo ist zu sehr Koch und Genießer, als dass er es übers Herz bringen würde, ein Gericht nicht zu salzen und es fad schmecken zu lassen: »Es muss doch Geschmack ran, da ist mir auch egal, dass Salz ein Diät-Killer ist.« Anders kann man in seinen Augen auch gar nicht erfolgreich und auf Dauer abnehmen: »Das meinte ich mit der Kartoffel-Diät. Sich was reinzuquälen, ist doch völliger Quatsch.« Essen ist für Carlo zum Genießen da - egal ob er sich eine schön fettige Pizza erlaubt oder eine magere Hähnchenbrust mit Pfannengemüse kocht. Letzteres ist übrigens in Carlos Augen *das* Diät-Essen überhaupt: »Super schnell, super lecker, super einfach.« Er könnte das noch immer jeden Tag essen, seine Frau Sandra habe aber mittlerweile ihr Veto eingelegt. Neben Gemüse, Joghurt und Limo ohne Zucker hat Carlo vor allem eines im Kühlschrank: »Fleisch. Und das in allen Variationen. Ich bin das genaue Gegenteil eines Vegetariers. Was ist besser als Fleisch? Noch mehr Fleisch.« Lautes Lachen. Und, hat er auch ein Lieblingsgetränk? »Zitronenwasser«, schießt es aus ihm heraus. Er beginnt zu schwärmen: »Das ist genial, schmeckt schön frisch und ist dazu noch gesund.« Viel Trinken sei sowieso das A und O bei einer Diät, meint Carlo. Und dann gibt er doch noch zu: Manchmal, »aber wirklich nur ganz selten«, trinkt er auch gerne mal ein Gläschen Cognac - und zwar »eine richtig gute Marke.« Wenn schon, denn schon. Dann erklärt er noch, Alkohol komme bei ihm so gut wie nie auf den Tisch. »Ich brauche das nicht, um lustig zu sein.«

Man könnte sich fast darüber wundern, dass Carlo noch keine Berufslaufbahn als Büttenredner oder Comedian eingeschlagen hat. Denn beruflich hat er schon so einiges hinter sich: Der gelernte Koch ist als »Kneipenkind«, wie er selbst sagt, groß geworden. Seine Eltern hatten einen Gastrobetrieb in Neuss, schon als Kind ist er zwischen den Barhockern hin und her geflitzt, als Erwachsener stand er dann sowohl hinter als auch vor dem Tresen. Aber die Gastronomiezeiten sind längst vorbei, nach *The Biggest Loser* hat der Turbo-Abnehmer selbst einen Trainerschein gemacht, er war total angefixt. Mittlerweile hat er aber gemerkt, dass so ein freiberufliches Trainerdasein mit unsicherer Auftragslage nicht immer die finanzielle Sicherheit mit sich bringt, die er seiner Familie gerne bieten möchte. »Und deshalb bin ich jetzt Busfahrer«, sagt er, als wäre es das Logischste auf der Welt. »Ich liebe meinen Job«, schiebt er hinterher und lässt keinen Zweifel daran aufkommen, dass er es auch genauso meint. Aber wird einem nicht irgendwann langweilig, wenn man jeden Tag von A nach B gondelt? »Überhaupt nicht, ich fahre ja verschiedene Strecken. Ich habe meine Schulkinder und am Wochenende manchmal Kegelclubs und andere Vereine, die einen Ausflug machen.« Manchmal, so erzählt er, kämen vor allem die Kids noch auf ihn zu: »Dann tuscheln die erst, gucken zwei, dreimal rüber, bis dann einer mit großen Augen vor mir steht und wissen will, ob ich denn *der* Carlo von *The Biggest Loser* bin.« Darüber freue er sich bis heute, sagt er. Am Anfang sei der Zuspruch schon überwältigend gewesen, holt er aus: »Von jetzt auf gleich hatte ich über viertausend Facebook-Freunde.« Carlo hat sich mit seinem Neffen Marco, der in der gleichen Staffel teilgenommen hatte, allerdings nach der sechsten Woche nach Hause fahren musste, über diesen neuen Ruhm ausgetauscht: »Wir haben uns gegenseitig mit unseren Freundschaftsanfragen überboten«, sagt er lachend. Irgendwann sei es aber zu viel geworden: »Es gab nur noch Bing Bing Bing: Das Handy hat pausenlos geklingelt.« Da habe ihm seine Frau Sandra das Handy weggenommen und es einfach ausgemacht. »Das war genau das Richtige«, sagt er. Genau das Richtige ist auch der Job als Busfahrer, das muss er auch nach diesem Exkurs noch einmal betonen: »Meine Arbeitskollegen sind so etwas wie eine zweite Familie für mich«, erzählt er. In den fünf Jahren, die er nun schon für das Busunternehmen arbeite, habe er keinen einzigen Tag gefehlt, sei er noch kein einziges Mal zu spät gekommen. Da ist es wieder: Wenn Carlo etwas macht, dann aus vollem Herzen und ohne Wenn und Aber.

Zum Schluss sagt er noch etwas Bemerkenswertes, das möglicherweise erklärt, warum Carlo so ist, wie er ist: »Ich mache nur das, worauf ich richtig Lust habe. Dann bin ich auch automatisch gut in dem, was ich tue. Das ist mir viel mehr wert, als am Ende des Monats dann den einen oder anderen Hunderter mehr auf dem Konto zu haben. Oder anders ausgedrückt: Es muss schmecken!«

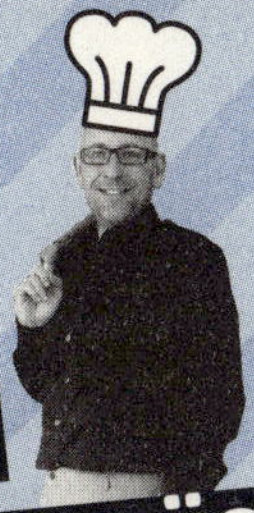

Carlos ultimatives Diät-Rezept

Hähnchenbrust mit mediterranem Pfannengemüse

Zwiebel und Knoblauch schälen und klein hacken. Das Olivenöl in einer Pfanne erhitzen und beides darin anschwitzen. Das Gemüse waschen, klein schneiden und dazugeben. Ein paar Minuten kochen lassen (»Es darf ruhig schön matschig sein.«). Bei Bedarf etwas Tomatenmark dazugeben und mit Salz, Pfeffer und den Kräutern würzen. Die Hähnchenbrust separat anbraten und zum Gemüse servieren.

Zutaten für 2 Portionen:

1 Zwiebel
1 Knoblauchzehe
1 TL Olivenöl
1 Tomate
1 Paprika
1 Zucchini
1 Aubergine
1 TL Tomatenmark
1 Prise Salz
1 Prise Pfeffer
frischer Thymian und Rosmarin nach Geschmack
200 g Hähnchenbrust

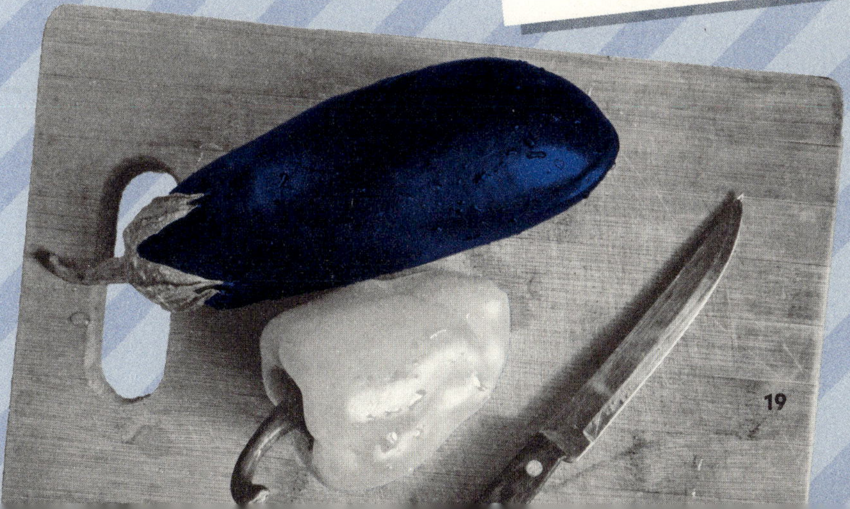

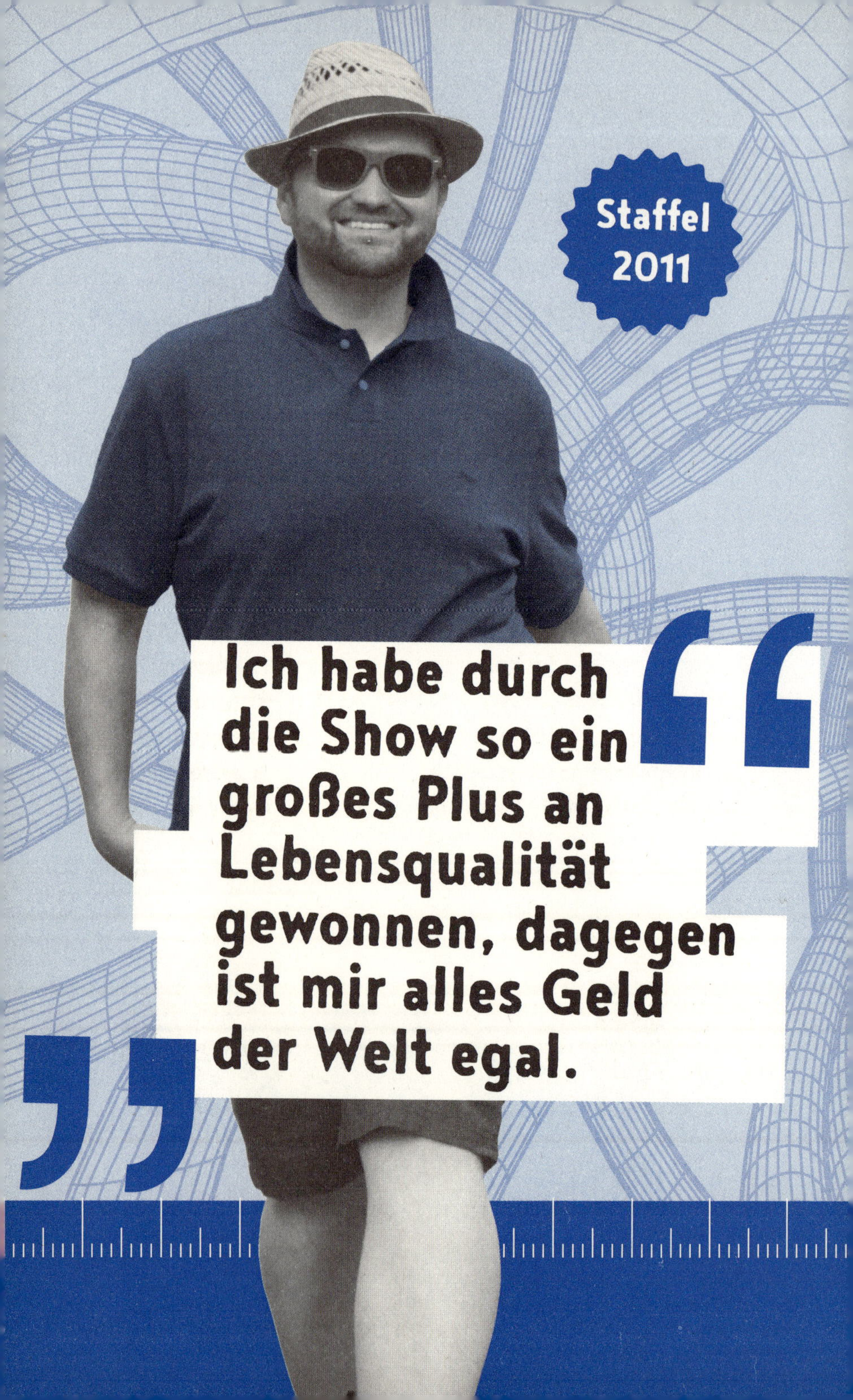
Staffel 2011
„Ich habe durch die Show so ein großes Plus an Lebensqualität gewonnen, dagegen ist mir alles Geld der Welt egal."

Roger – Große Klappe trifft auf riesen Herz

Den Gummibärchen hat das ehemalige Leckermäulchen Roger abgeschworen. Das geht ganz einfach, wenn man sich neue Lieblingsbeeren sucht: Brombeeren, Himbeeren, Erdbeeren – täglich schmeißt er die in seinen Mixer. Smoothies in allen Varianten sind seine Geheimwaffe beim Abnehmen. Und wenn er mal ein kurzes Down hat, dann fängt seine Familie ihn auf. Bärenstark!

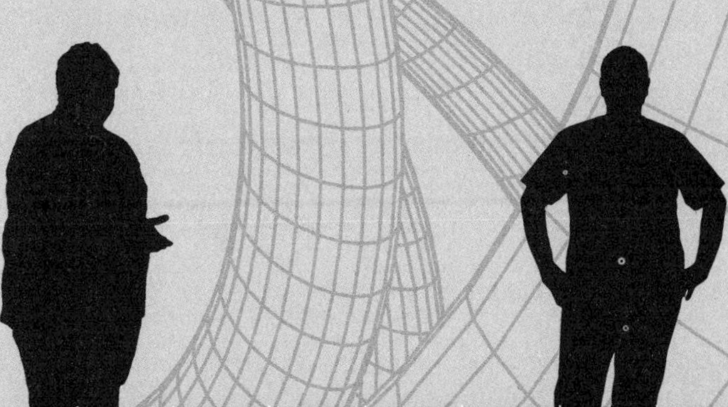

Höchstes Gewicht: **180 kg**

Aktuelles Gewicht: **95,1 kg**

Rogers Opa Edmund wäre heute sehr stolz auf seinen Enkel. Schon als Roger noch ein kleines Kind war, wusste sein Großvater: »Der Junge gehört ins TV, aus dem wird mal was«, sagt Roger leise. Sein Opa, so erzählt er dann weiter, habe ihm sehr viel bedeutet. Die Stimme von Roger, der oft laut und ausgeflippt daherredet, ist ruhig und bedächtig, etwas Zärtliches schwingt mit, wenn er von seinem Großvater spricht. »Im Grunde war mein Opa ein Ersatzvater für mich«, sagt er, der als 12-Jähriger zum Scheidungskind wurde. »Opa war immer für mich da. Er gab mir nie das Gefühl, das fünfte Rad am Wagen zu sein.« Dass sein Großvater recht behalten sollte und sein Enkel tatsächlich den Weg ins TV schafft, hat er leider nicht mehr miterlebt, er verstarb vor einigen Jahren. Bis heute bleiben die Gedanken an seinen Opa aber Kraftspender für Roger.

Kein Wunder, denn der 32-Jährige ist Familienmensch durch und durch. Das konnte man auch eindrucksvoll während der Show beobachten. Gemeinsam mit Mutter Sabine trat er an; im Doppelpack sagten sie ihren Kilos den Kampf an. Deshalb war es auch einer der härtesten Momente für Roger, als seine Mutter in Woche acht ausschied: Da kullerte schon die ein oder andere Träne. Seine Familie ist sein Ein und Alles, das macht Roger ziemlich schnell klar. Nichts, was er tut, tut er nicht auch mit oder für seine Familie. Es überrascht deshalb nicht, dass der Anstoß für die Teilnahme an *The Biggest Loser* sein kleiner Moritz war. »Ich wollte endlich mal mit ihm toben, ohne aus der Puste zu sein. Und natürlich will ich als Papa möglichst lange für meine Kinder da sein.«

Bei Roger war die Teilnahme tatsächlich lebenswichtig: Bevor er zur Show kam, litt er bereits an einer Thrombose - also verstopften Blutgefäßen - in den Beinen. Wenn sich ein Blutklumpen löst und eine Ader im Herzen oder in der Lunge verstopft, kann das lebensgefährlich werden. Die Teilnahme an *The Biggest Loser* war seine letzte Chance, sagt der Bürokaufmann heute und wird nachdenklich. Es gab einen Moment in der Show, der ihn sehr bestürzt habe: Die Kandidaten wurden von Ärzten durchgecheckt. Einer der Ärzte präsentierte Roger dann einen Grabstein mit seinem Namen. Die Message war klar: Wenn du so weitermachst wie bisher, machst du es nicht mehr lange. »Das war ein sehr emotionaler, ein sehr harter Moment.« Kurze Pause. »Vielleicht sogar ein bisschen zu hart«, sagt er heute.

Und trotzdem, dass er bei *The Biggest Loser* mitgemacht habe, das bereue er keine Sekunde: »Was ich jetzt alles unternehmen kann, ist unglaublich. Ich führe ein Leben mit ganz neuen Möglichkeiten.« Happy berichtet er von seinem Flohmarktstand, an dem er einen Großteil seiner XXXXL-Kleidung verkauft hat. »Das war schon ein tolles Gefühl, die Sachen loszuwerden. Da will ich nie wieder reinpassen.« Stattdessen kann Roger nun Kleidung von der Stange kaufen - vorher war das unmöglich für ihn.

Wenn Roger traurig ist, dann lässt er die Gefühle auch raus, verdrückt dabei mal eine Träne und schämt sich nicht dafür. Er, Gefühlsmensch durch und durch, kann aber auch anders: Wenn er glücklich ist, kommt keiner drum herum, dies auch zu bemerken. Dann tanzt er, dann

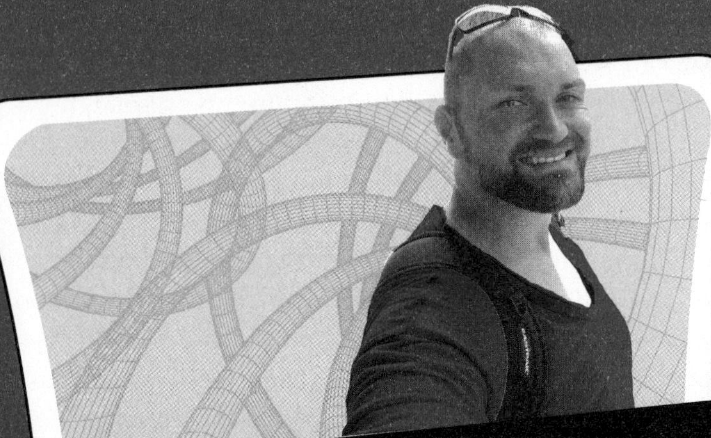

ROGER KEGEL

Geburtsdatum: 26.10.1984

Beruf: Bürokaufmann

Familienstand: verheiratet, zwei Kinder

Wohnort: Worms

Größe: 1,75 Meter

Höchstes Gewicht: 180 Kilo

Aktuelles Gewicht: 95,1 Kilo

Ich habe bei *The Biggest Loser* mitgemacht, weil ...
ich endlich ein neues Leben anfangen wollte. Ich wollte mit meinem Sohn spielen, ohne dass ich gleich ein Sauerstoffzelt brauche.

Mein Lebensmotto: Ich bin nicht Everybody's Darling. Entweder man liebt mich oder man hasst mich – aber das ist auch gut so.

lacht er, dann strahlt er mit seinen eindringlich blauen Augen mit der Sonne um die Wette.

Was ihn im Moment, nach seinem Abnehmerfolg, total glücklich macht? »Endlich kann ich wieder Achterbahn fahren. Ich bin ein totaler Höhen-Junkie, das macht total Spaß. Früher habe ich den Bügel nicht runter bekommen, heute fahre ich drei Runden hintereinander.« Achterbahn, das ist ein Symbol, das ganz gut zu Roger passt: Sein Gefühlsleben ist ein Auf und Ab. Egal ob happy oder traurig, Roger ist immer voll und mit ganzem Herzen dabei. So war es auch bei *The Biggest Loser*. Legendär die Wutanfälle, die das Team Rosa - also Roger und Mutter Sabine - ständig fabrizierten. Auszug gefällig? Folgende Szene: Roger und seine Mama beim Stallausmisten - ein schweißtreibender Run gegen die Zeit.

Roger : »Ich glaub das nicht!!! Mensch Mamaaaaaaa!!! Jetzt mach *schnelllerrrrrr!!!*

Mutter Sabine: *»boahhhh!!!* Hör auf damit! Du machst mich *aggressiv!!!!*

Roger: »Muuuuuutsch!!!! Mach hinne!!!!!!!! «

Das ist nur einer von vielen typischen Dialogen des Mutter-Sohn-Gespanns, das als Team Rosa die Challenges der zweiten Staffel rockte - mal mehr, mal weniger erfolgreich. Aber, Rumgebrülle hin oder her, am Ende lagen sich die beiden immer in den Armen. Roger ist laut, lustig, frech und impulsiv. Seine Mama, von ihm meistens nur »Mutsch« genannt, weiß das. Sie kennt das und kann damit umgehen.

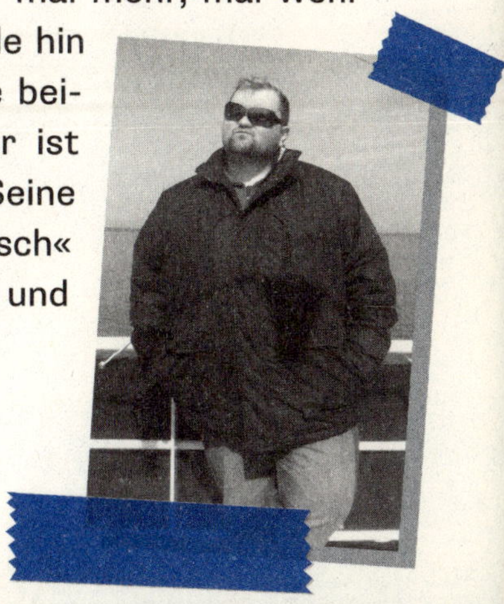

Aber nicht jeder kann das. Roger zählte ganz klar zu einem der Publikumslieblingen, ihm war aber auch klar, dass er mit seiner lauten, forschen Art nicht bei jedem ankommt. Denn: Roger ist einer, der polarisiert: »Entweder man mag mich, oder man mag mich nicht.« Er kann das so souverän sagen, da er mit sich im Reinen ist. Er weiß, wer er ist, wie er wirkt, beschreibt sich selbst als laut und ausgeflippt, mit ihm könne man Pferde stehlen. Allerdings könne er auch mal das Miststück raushängen lassen. Egal, wo er hingehe, noch heute kämen die Leute auf ihn zu, berichtet er. Roger hat einen bleibenden Eindruck hinterlassen. Deswegen hat er auch mal mit Missgunst zu kämpfen. »Mit negativen Reaktionen kann ich umgehen, da ich ein gutes Selbstbewusstsein und ein Umfeld habe, das immer für mich da ist.« Er hält kurz inne, denkt nach, setzt dann wieder an: »Das Heftigste war mal, als mir jemand wünschte, ich solle doch an meiner Thrombose verrecken«, sagt er. Andere wiederum denken,

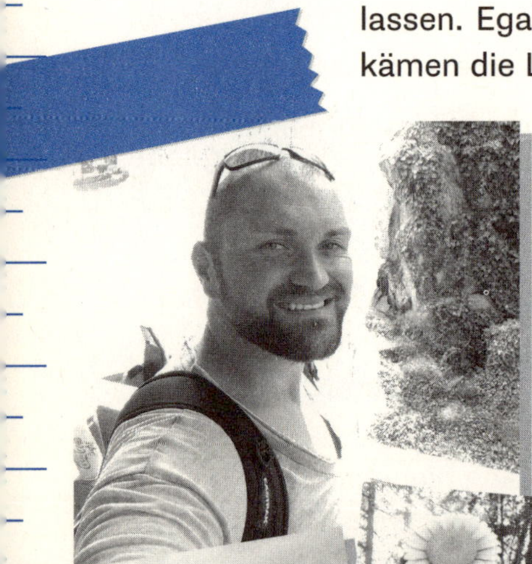

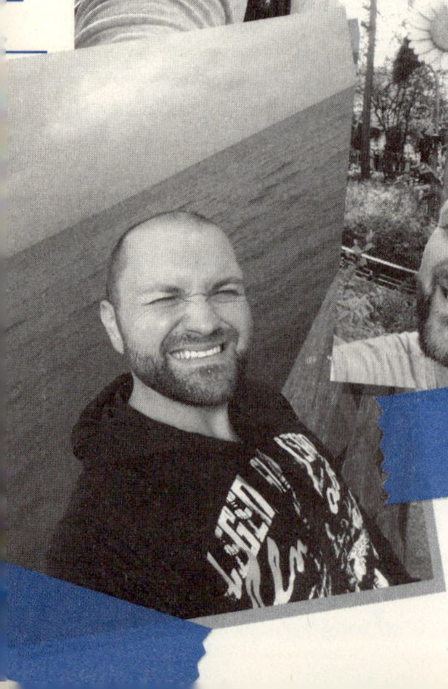

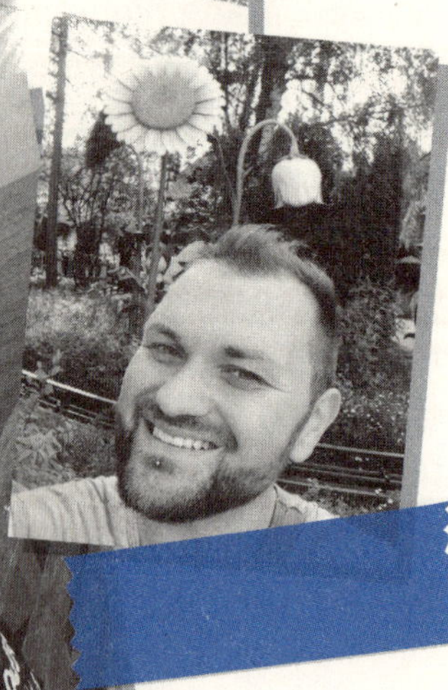

Roger, der gerne mal ein bisschen extravagant daherkommt, sei schwul. Der Vorwurf: Er führe eine Scheinehe. Rogers Reaktion auf so etwas ist wohl die beste, die man sich nur vorstellen kann: »Ich lasse die Leute dann reden. Es zählt nur, was wirklich ist: Ich bin seit acht Jahren glücklich verheiratet und habe zwei Kinder, die ich über alles liebe.« Er ergänzt nach kurzem Nachdenken: »Jeder soll doch so leben, wie er möchte.«

Das gilt für ihn auch in puncto Aussehen und Körpergewicht. Rund, na und - Dicksein und Glücklichsein, das geht schon, meint Roger, das ist kein zwingender Widerspruch. Bei ihm war es nur so, dass er sich irgendwann etwas vorgemacht habe, in einer »Scheinwelt« gelebt habe. Und trotzdem sagt er, der heute bei einer Körpergröße von 1,75 Metern 95 Kilogramm wiegt: »Ich würde immer wieder für mollige Menschen in die Bresche springen. Wenn man selber dick war, weiß man, dass es nicht immer einfach ist.« Und dann gibt er zu bedenken, dass das Verständnis von »dick« ja immer auch ein Zeitphänomen ist. »Im 17. Jahrhundert gab es den Maler Rubens - nach ihm sind die Rubensfrauen, also rundliche, sehr weibliche Frauen benannt. Das war früher mal ein Schönheitsideal.«

ROGERS ABNEHM-MANTRA

»Es muss ›Klick‹ machen im Kopf. Sonst nützt dir keine Diät der Welt.«

Für Roger ist es das Wichtigste, dass man mit sich selbst im Reinen ist. »Nur auf dieser Basis kann man es auch schaffen, endlich abzunehmen, wenn man sich das schon lange vorgenommen hat.« Am allerwichtigsten, so sagt er, sei das berühmte Klicken im Kopf. »Wenn es

Roger Kegel 180 kg > 95,1 kg

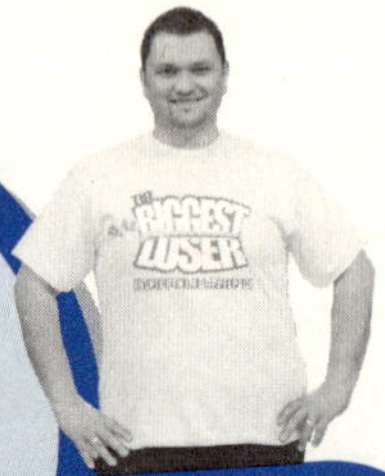

Rogers Top 5 Abnehmtipps

1. Du musst es wirklich wollen.
2. Ausgewogene Ernährung ist ein Muss.
3. Es darf und soll auch mal gesündigt werden.
4. Suche dir einen Sport aus, der dir Spaß macht und der dich fordert.
5. Sei mit dir im Reinen und gebe deinem Körper Zeit. Die Kilos purzeln nicht über Nacht.

das nicht gibt, kannst du deine Diät-Pläne direkt wieder vergessen.« Und auch was das Abnehmen angeht, da ist er - wie eigentlich immer - brutal ehrlich: »Was schön daran ist? Für mich gar nichts. Es ist eine riesen Herausforderung und manchmal auch eine Qual.« Roger spricht Tacheles: »Es ist viel einfacher, sich die Kilos anzufressen.«

Das frühere Schleckermäulchen weiß, wovon es spricht: In der zweiten Staffel konnten sich die Teams Immunität - also die Sicherheit, nicht rausgekickt zu werden -

erspielen, indem sie einer kalorienreichen Versuchung nicht widerstehen und trotz Diät Süßkram in sich hineinstopfen. Das führte zu einem kopfschüttelnden Roger, der sich in einer Mischung aus Genuss und Widerwille ein Stück Schokolade nach dem anderen in den Mund schob, obwohl er doch den Tag über streng Diät gehalten hatte. Die Kameras zeigen Mama »Mutsch« Sabine, die ebenfalls kopfschüttelnd neben ihrem Sohn sitzt und es nicht fassen kann.

Im TV sind das witzige Momente, es ist amüsant anzugucken. Man darf allerdings nicht vergessen, dass es genau solche Kämpfe sind, an denen viele Diäten tagtäglich scheitern. Die zentrale Frage lautet: Schwach werden - ja oder nein? Und im Alltag ist das gar nicht so einfach: morgens diszipliniert einen Magermilchjoghurt essen, doch dann bringt der Kollege aus dem Büro eine Geburtstagstorte mit. Rogers persönliche Taktik bei solchen Versuchungen: »Es darf auch mal gesündigt werden. Es muss ja nicht direkt die ganze Torte sein.« Familienvater hat heute einen Weg gefunden, Versuchungen und Heißhungerattacken zu umschiffen, sein Königsweg lautet: »Eine ausgewogene Ernährung!« Was so einfach klingt, hat ihn viel Arbeit gekostet. Für viele Menschen ist es selbstverständlich, sich gesund zu ernähren. Für viele aber eben auch nicht. Da muss es tatsächlich erst einmal »Klick« machen und neues Essverhalten will gelernt werden.

Die mentale Stärke, die Roger mitbringt, um sein Essverhalten komplett und nachhaltig umkrempeln zu können, hat er auch seinen Liebsten zu verdanken, das betont er immer wieder: Er hat ein tolles Umfeld, das ihn unterstützt. Seine Familie, das ist spürbar, liebt ihn von ganzem Herzen, hier kann er sich fallen lassen. Und dann sind da ja noch seine Freunde. Vor laufender Kamera ließ Roger diesen Satz los: »Freunde sind wie Sterne. Auch, wenn man sie nicht sieht, sind sie immer da.« Tränen schießen ihm in die Augen, bei den letzten Worten knickt ihm die Stimme weg: So ergriffen und gerührt ist er, als er an die Menschen denkt, die ihm nahestehen.

Da wundert es nicht, dass ihm seine Familie sogar im wahrsten Sinne unter die Haut geht. Von Söhnchen Moritz und Töchterchen Marie hat er sich die Fußabdrücke auf die Brust tätowieren lassen. Und der 8.8.2008, das Datum, an dem er seine Frau Kirsten geheiratet hat, prangt ebenfalls als Tattoo auf seiner Haut. Dazu der Spruch »Familie ist da, wo Leben beginnt und Liebe niemals endet.« »Diese Dinge bedeuten mir etwas.« Man glaubt es ihm sofort. Auf die Idee mit den Fußabdrücken seiner neugeborenen Kids ist er schon auch etwas stolz, erzählt er dann noch. Aber, und das gibt er lachend zu: »Es war auch ein kleines bisschen Pragmatismus dabei. Zuerst wollte ich mir die Gesichter der beiden tätowieren lassen, aber, man weiß ja nie, wie gut der Tätowierer das hinbekommt. Außerdem verändert sich ja auch die Haut und die Festigkeit des Gewebes, dann kann ein Tattoo auch ganz schnell verzerrt aussehen. Da habe ich doch lieber die Füße genommen«, sagt er herzlich lachend.

Seine eigenen Füße nutzt der 32-Jährige, der mit seiner Familie in Worms wohnt, mittlerweile auch zum Sport machen. Boxen? Nein danke. Das sei gar nichts für ihn, es komme darauf an, sich den Sport zu suchen, den man möge. Bei Roger ist das unter anderem Männerballett. Mit seiner Truppe hat er Auftritte während der Karnevalssaison, auf der Bühne tanzt er auch immer wieder Solo-Parts. »Ganz klar, ich bin schon eine Rampensau«, sagt er. »Ich mag es, wenn die Augen auf mich gerichtet sind.« Dann überlegt er einen Moment und bemerkt ganz konkret zu seiner Zeit bei *The Biggest Loser*: »Ich glaube, es war so: Ich liebe die Kameras und die Kameras lieben mich«. Opa Edmund wusste das schon, als Roger noch ein kleiner Dreikäsehoch war.

Und, wie wird es nun weitergehen mit Roger? Von welchen Plänen würde er Opa Edmund erzählen, wenn er noch am Leben wäre? »Gerade bin ich einfach glücklich, weil ich eine tolle Familie habe, aber ich gebe zu: Als ich im Halbfinale rausgeflogen bin, das war schon hart. Ich hätte das Preisgeld gut gebrauchen können.« Heute, mit etwas mehr Abstand und noch mehr verlorenen Kilos, kann er sagen: »Ich habe durch die Show so ein großes Plus an Lebensqualität gewonnen, ich kann jetzt mit meinem Sohn länger als eine Minute im Garten toben. Dagegen ist mir alles Geld der Welt egal.« Opa Edmund wäre stolz auf ihn.

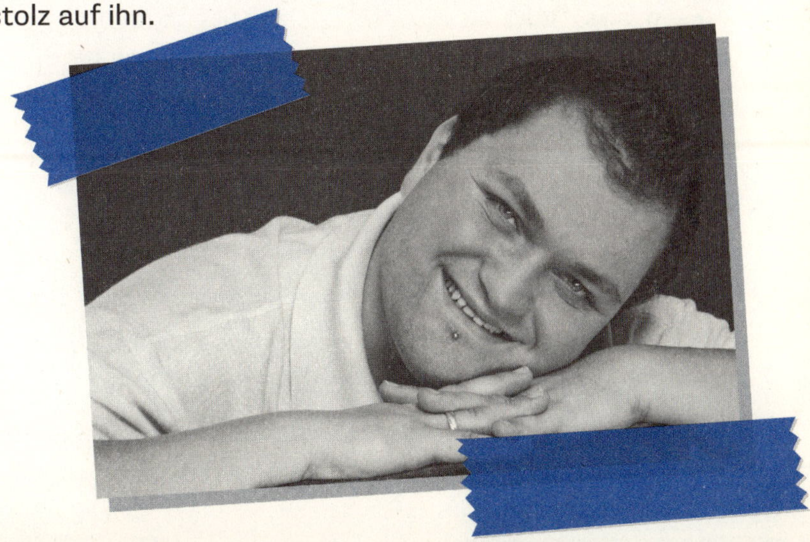

Roger Kegel 180 kg > 95,1 kg

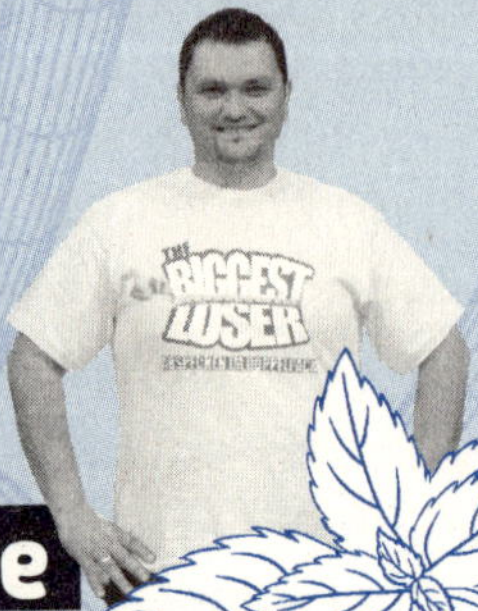

Rogers ultimatives Diät-Rezept

Bunter Beeren-Smoothie

Zutaten für 2 große Gläser

10 Eiswürfel
5 große Erdbeeren
1 Schälchen Brombeeren
1 Schälchen Heidelbeeren
1 kleines Glas ungesüßter Apfelsaft
Ananasstückchen nach Geschmack
frische Minze

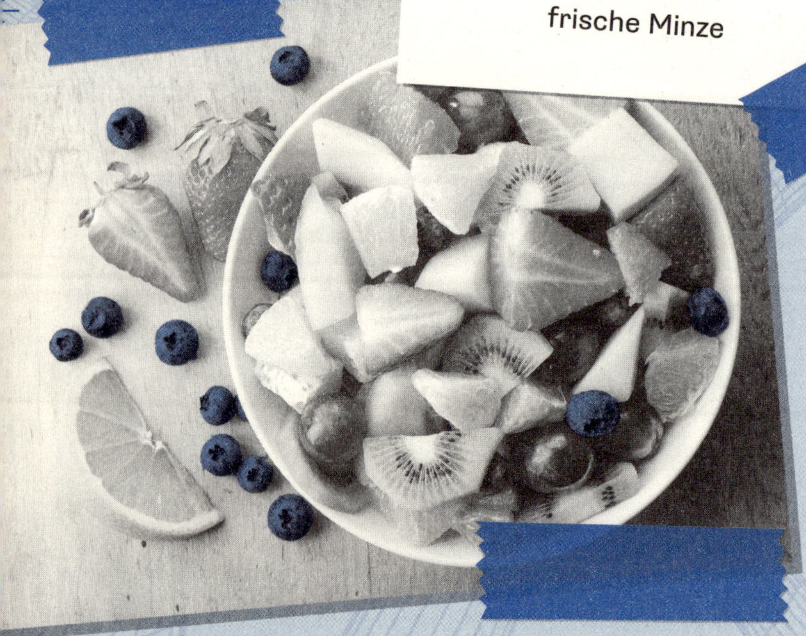

Eiswürfel und Erdbeeren in den Mixer geben und mixen. Dann Brombeeren und Heidelbeeren hinzugeben. Einen Schuss Apfelsaft dazugeben, wenn die Konsistenz zu fest ist. Nach Geschmack und für eine frische Süße noch etwas Ananas und Minze in den Mixer werfen und alles pürieren.

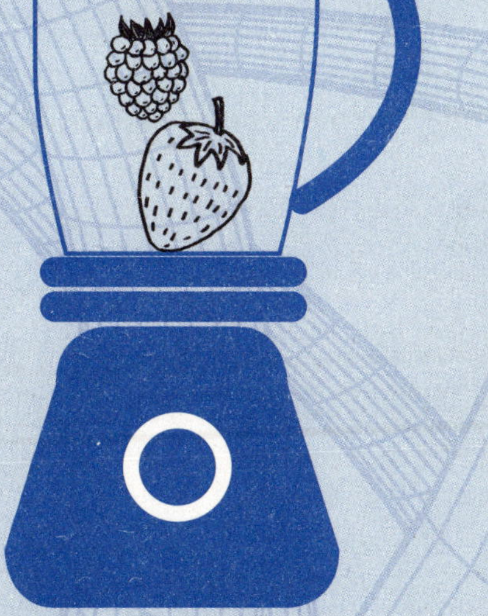

Staffel 2014

Agata – Diva mit Hollywood-Charme und Ex-Big-Mama mit ernstem Anliegen

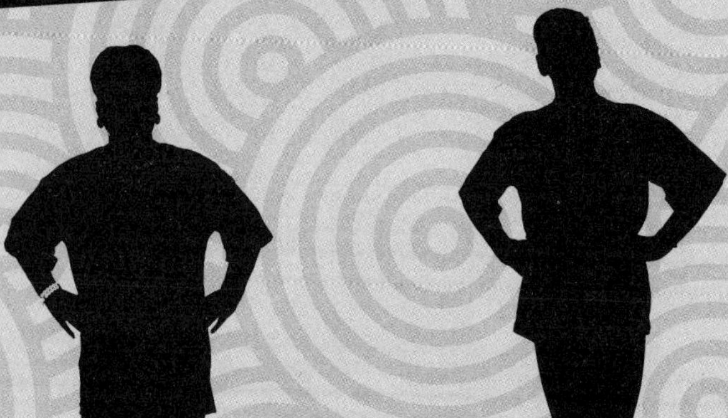

Höchstes Gewicht: 123 kg

Aktuelles Gewicht: 80 kg

Das Leben von Agata ist wie ein guter Hollywood-Film: Spannend, dramatisch, unterhaltsam. Und auch, wenn das Drama überhandnimmt, macht Agata einfach weiter. Eine starke Frau mit starkem Willen und mehreren Missionen.

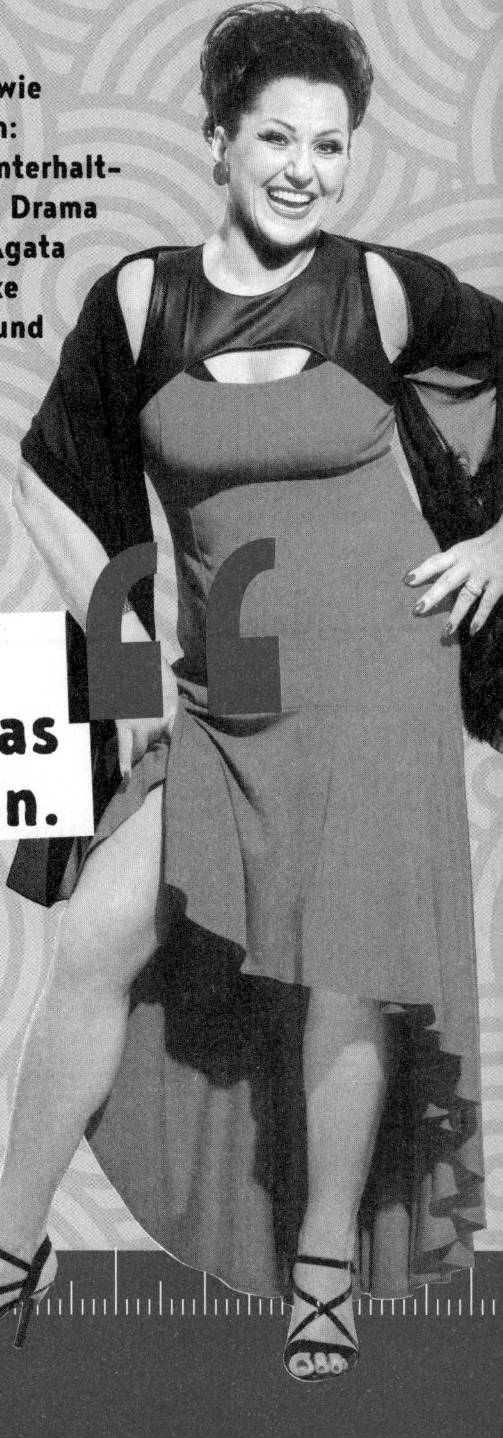

„Es ist nie zu spät, um etwas für sich zu tun."

»Das Leben rollt dir nicht jeden Tag einen roten Teppich aus«, ist ein Satz, den Agata fast beiläufig fallen lässt. Es ist ein Satz, der haargenau zu der 57-Jährigen passt: In guten Phasen und wenn sie will, rollt das Leben ihr einen roten Teppich aus. Und das nicht nur im übertragenen Sinn, sondern ganz real: Die Italienerin ist Sängerin, liebt und lebt von Show und Glamour, Aretha Franklin, Tina Turner, Whitney Houston - da fühlt sie sich zu Hause. Als »Diva Agata« steht sie seit vielen Jahren auf zahlreichen Bühnen dieser Welt. Sie sang als *Opening Act* für die berühmten Musiker *Kool & the Gang*, komponierte, interpretierte und produzierte den Song *Near To The Sky* für das größte Flugzeug der Welt, den A380. Es kommt also tatsächlich gar nicht so selten vor, dass sie bei einem Empfang über einen roten Teppich schlendern darf. Es gibt und gab aber auch Momente in Agatas Leben, da war an Hollywood-Glamour nicht zu denken. Da war ihr Leben eher ein Hollywood-Drama als ein rauschendes Fest.

Agata hat schon einiges erlebt, viele Höhen und auch Tiefen, ein dickes Fell hat sie sich schon in Kindertagen zugelegt. Es fing damit an, dass sie wegen ihres Gewichtes in der Schule gehänselt wurde, vor allem von den Jungs, die sie wegen ihres frühreifen Aussehens zusätzlich betatschen wollten. »Aber das hat mir nichts ausgemacht. Ich war nicht nur etwas dicker, sondern auch früh schon größer und stärker als die Jungs. Ich konnte mich ganz gut wehren und habe mir nichts gefallen lassen«, sagt sie heute und schiebt ganz schelmisch hinterher: »Die Jungs habe ich einfach verkloppt, wenn die mir dumm kamen.«

Und das war nicht die einzige Gelegenheit, bei der sich Agata ein dickes Fell zulegen musste. Da war beispielsweise der harte Alltag als selbstständige Eventveranstalterin und Gastronomin mit großen Läden mit über zweitausend Personen Kapazität. Der tiefste Einschnitt in ihrem Leben aber war der Tod ihres Mannes. Es ist wohl ihre größte persönliche Katastrophe. Fünf Jahre habe sie getrauert, sagt sie. Aus ihrem Loch kam sie lange nicht heraus. Leid, Trauer, dunkle Tage - und Essen. Viel Essen. Essen war für Agata immer eine Strategie, mit Problemen umzugehen. Von rotem Teppich keine Spur - und wenn doch, dann hat sie sich in sehr weiten Roben versteckt, die elegant flatternd ihr starkes Übergewicht und ihren Speck (wie sie es nennt) versteckten. Aber - und das zeichnet Agata aus - sie hat immer weitergemacht. Sie hat Wege gefunden, mit Niederlagen, mit Ärger, mit großer Trauer umzugehen. Das ging nicht von heute auf morgen, aber es ging. Irgendwann. Denn weiter geht es immer - das ist auch ihr Lebensmotto. Wenn Agata sagt, dass ihr das Leben nicht jeden Tag einen roten Teppich ausrollt, sagt sie das mit dem Wissen, dass es zwar nicht heute, aber vielleicht ja schon morgen wieder so weit sein kann.

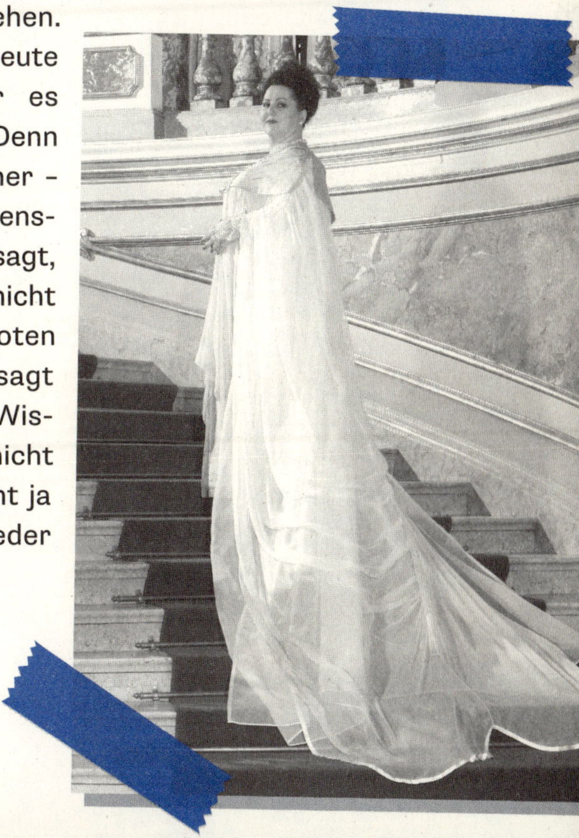

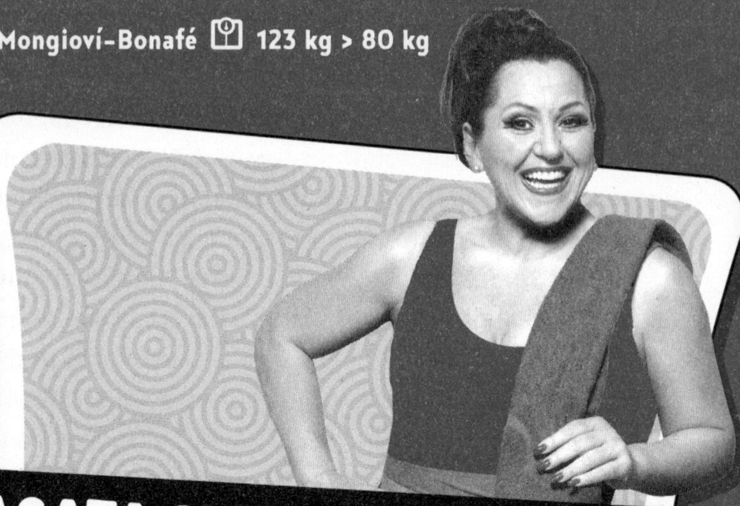

AGATA MONGIOVÍ-BONAFÉ

Alter: 2 × 28,5 Jahre pro Bein ☺

Beruf: Sängerin und Entertainerin, Musikproduzentin, Komponistin (www.diva-agata.com) Fitnesslehrerin (www.the-biggest-challenge.de) gelernte Bürofachfrau

Familienstand: verwitwet, Single, drei Kinder

Wohnort: Wiesbaden

Größe: 1,72 Meter

Höchstes Gewicht: 123 Kilo

Aktuelles Gewicht: 80 Kilo

Ich habe bei *The Biggest Loser* mitgemacht, weil ... ich mir durch die öffentliche Zurschaustellung unbedingt einen Arschtritt holen wollte. Ich wollte es schaffen, aus der »Hölle der Hülle« herauszukommen und mich im TV auf keinen Fall blamieren.

Mein Lebensmotto: Niemals aufgeben, es geht immer weiter im Leben.

Aber der Reihe nach. Möchte man von Agata erzählen, müsste man eigentlich einen dicken Wälzer schreiben, so viele Geschichten hat sie auf Lager. Agata erzählt viel und gerne, gibt viel von sich preis, ist offen, lässt die Menschen an sich heran. Eine große Herzlichkeit ist zu spüren und auch ein großes Temperament: »Ich kann auch eine richtige Quasselstrippe sein«, sagt sie und lacht. Eine Sache allerdings zeichnet Agata schon immer aus: Sie hat Stil und Klasse.

Das konnten auch die TV-Zuschauer sehen. In der Finalshow stöckelt sie auf mörderischen High Heels und in oscarreifer Robe über die Bühne. Sie trägt ein selbst entworfenes bodenlanges, golden glitzerndes Paillettenkleid mit einer kurzen Schleppe und einer Stola. Ein langer Schlitz präsentiert ihre erschlankten, muskulösen Beine: »Jetzt kann ich Angelina Jolie spielen«, sagt sie lächelnd und streckt ein Bein gekonnt durch den Schlitz. Ihr Markenzeichen, ihr schwarzes Haar, ist zu einem großen Dutt gebunden, die Lippen kirschrot geschminkt. Und ihr Lachen? Auch das ist selbstverständlich hollywoodreif.

Agata weiß, wie sie eine Bühne nutzt. Ob sie eine kleine Rampensau sei? »Von wegen klein. Eine große«, sagt sie und lacht. Sie weiß auch, wofür sie die Bühne nutzt: Bei der Finalshow ist es ihr ein großes Anliegen, noch einmal auf ein Thema aufmerksam zu machen: ihre Typ-2-Diabetes, die Zuckerkrankheit, die sie nach dem Tod von Ehemann und Vater spät feststellte. »Hat man erst mal die Diabetes, trägt man ein Leben lang einen ständigen, gefährlichen Begleiter mit sich, denn einmal Diabetiker, immer Diabetiker.« Überglücklich sagt sie aber im Finale in die Kamera: »Ich habe die Krankheit nun im Griff.

Ich brauche keine Medikamente und keine Insulinspritzen mehr. Zucker kann man nicht besiegen, aber man kann lernen, damit umzugehen.« Ihre Mission: den Menschen ins Gewissen reden, auf die Gefahr von Diabetes hinweisen, es gar nicht erst soweit kommen zu lassen. Denn das geht schnell und ganz unbemerkt durch die vielen ungesunden Lebensmittel in den Läden. Sie sagt: »Leute, macht Sport. Mit Sport kann man die Krankheit bändigen, so habe ich sie in den Griff bekommen.« Und dann weiter: »Ich will meinem ständigen Begleiter nicht den Mittelfinger zeigen, ich zeige ihm lieber ein Peace-Zeichen: Wir leben nun friedlich zusammen und kommen miteinander klar. Das kann jeder, der Zucker hat, lernen. Man muss nur etwas dafür tun. Seinen Po hochkriegen zum Beispiel, Sport machen und sich richtig ernähren.«

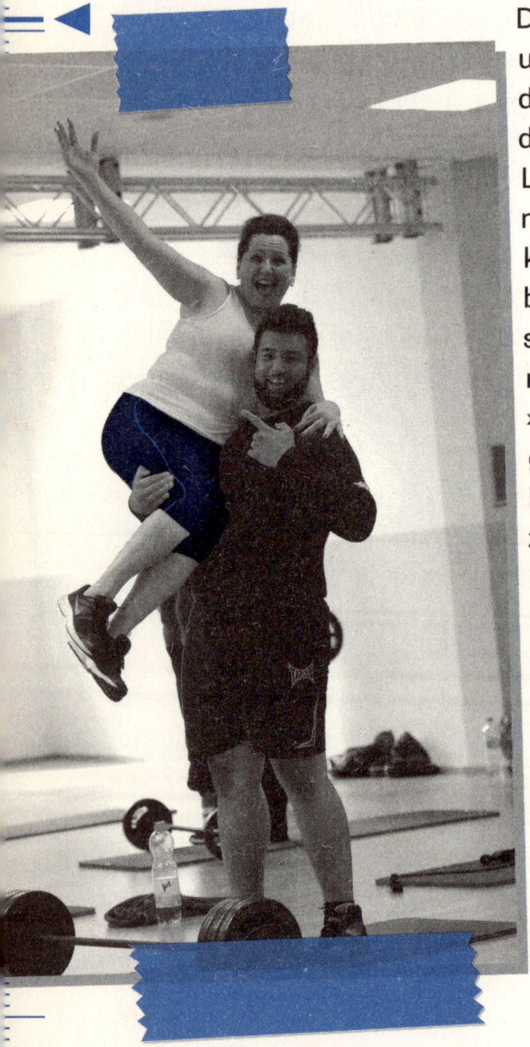

Für Agatas vehementes Engagement, für ihren unermüdlichen Einsatz gegen die Krankheit, gibt es einen sehr, sehr triftigen Grund. Sie macht auf die Tücken der Krankheit, auf die Gefahr, an Zucker zu erkranken immer wieder aufmerksam, weil ihr Mann und vor Kurzem auch ihr bester Freund an dieser Krankheit verstorben sind. Ihr Mann hatte einen Herzinfarkt, als Folge seiner Zuckerkrankheit. Ein Verlust, den sie nie überwinden wird, mit dem sie aber gelernt hat, umzugehen. Sie spricht ganz offen über das Drama ihres Lebens und holt aus: »Wir hatten ein tolles, aber auch ein stressiges Leben. Wir waren ein Team, waren Event-Gastronomen, hatten mehrere Läden mit großen Bühnen, waren Unternehmer. Das bedeutet: immer im Stress, rund um die Uhr viel zu tun, immer unter Strom. Und als Gastronom natürlich essen - reichlich und viel und ohne feste Zeiten. Und dann sind wir auch noch ganz typische Italiener: Bei uns steht immer etwas auf dem Tisch.«

AGATAS ABNEHM-MANTRA

»Finde den richtigen Mix aus Sport und gesunder Ernährung. Dann geht der Rest fast von alleine.
Und, sehr wichtig: Gönne dir alle paar Wochen auch mal einen richtigen Sündentag.«

Agata und ihr Mann. Es ist eine Liebesgeschichte, wie sie auch jeder Hollywoodfilm erzählen könnte: Romantik, Streit, Drama, Versöhnung, drei Kinder, die sie gemeinsam neben der Arbeit großgezogen haben: alles mit dabei. Doch selbst nach dem Ende, nach dem Tod ihres Mannes, geht es weiter. Und zwar im Geiste ihres Mannes. In der Phase des Trauerns hat Agata wieder stark zugenommen, im wahrsten Sinne alles in sich hineingefressen,

Agata Mongioví-Bonafé 123 kg > 80 kg

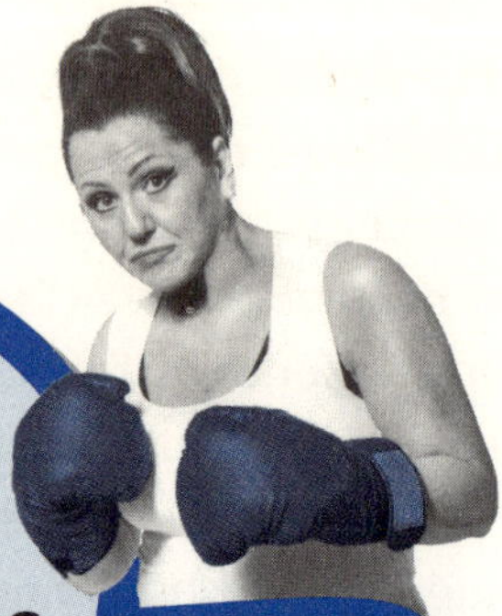

Agatas **Top 5** Abnehmtipps

1. Steh auf und lass nur den Schweinehund auf dem Sofa – rede mit ihm als Gegner, den du besiegen wirst: Disziplin ist alles.
2. Etappenziele sind wichtig: Setze dir immer wieder neue, kleine Ziele.
3. Bleibe realistisch, habe keine zu überzogenen Erwartungen: Abnehmen dauert und geht nicht von heute auf morgen.
4. Trainiere deinen Willen und widerstehe den Versuchungen. Kontrolliere dich über den Tag mit einer Ernährungs- und Bewegungs-App oder führe täglich Buch über deine Kalorienaufnahme und Bewegung. Mache dich kundig – es wird dir Spaß machen.
5. Mache dich nicht von der Waage abhängig und wiege dich nur einmal pro Woche. Kaufe dir eine zu enge Hose, die du jede Woche anprobierst, bis sie passt. Messe deinen Erfolg an solchen Dingen, nicht an der Waage.

sich total zurückgezogen. Bei *The Biggest Loser* hat sie keinen Hehl daraus gemacht, als sie die Videobotschaft ihrer jüngsten Tochter Deborah sieht, rollen ihr Ergriffenheitstränen über die Wangen. »Mein Vater hatte auch Diabetes und ich habe Angst, dass meine Mutter ebenfalls nicht mehr lange lebt. Ich will doch noch lange etwas von meiner Mama haben«, hört sie ihre Tochter sagen. »Ich möchte, dass meine Mutter irgendwann auch meine Kinder mit großzieht, dass muss sie alles noch erleben.« Dann, so kann man im TV mitverfolgen, erzählt ihre Tochter über die schrecklich lange, unsagbare Trauer, von dem Loch, in das ihre Mutter gefallen ist. »Meine Seele war tot, nur mein Körper hat noch gelebt«, sagt Agata dazu.

Irgendwann ist sie aber aus diesem Loch herausgekommen und hat es sich zur Aufgabe gemacht, vor Fachpublikum zu sprechen, bei der Deutschen Diabeteshilfe in Berlin und in Diabetes-Zentren auf die Gefahren der Krankheit aufmerksam zu machen. Das alles tut sie auch wegen ihres Mannes, im Sinne ihres Mannes. Die Liebe endet nicht mit dem Tod. »Ich kann ihn dadurch nicht wieder lebendig machen, aber ich hoffe, viele Menschen aufklären zu können, die diese moderne Krankheit unterschätzen. Viele junge Leute erkranken bereits an der sogenannten Altersdiabetes«, sagt sie.

Heute ist Agata das komplette Gegenteil ihres früheren Ichs: Fit, vital, immer auf Achse. Das liegt auch daran, dass sie den Sport nicht nur privat, sondern auch in beruflicher Hinsicht für sich entdeckt hat. Sie gibt Fitnesskurse, organisiert Abspeck-Camps in ganz Deutschland, hat nach der Show direkt eine Fitness-Lehrer-A-Lizenz und eine Zumba®-Lizenz erworben. Ihr Motto: *Sport macht Spaß*. Schon bei *The Biggest Loser* hat Agata ihr ganz eigenes Fitness-Programm kreiert, ständig tanzte sie mit Kopfhörern in den Ohren herum. Bei ihren Fitness-Events achtet sie deshalb immer darauf, dass das Vergnügen nicht zu kurz kommt. »Wenn ich jetzt Leute beim Abnehmen begleite, ihnen spezielle Sportprogramme nahelege, dann schöpfe ich natürlich aus meinen eigenen Erfahrungen. Ich glaube, jemandem der selbst mal dick und adipös war, nimmt man gute Ratschläge viel eher ab. Denn: Ich weiß ja schließlich, was man als adipöser Mensch durchmacht, wie schwer es unter Umständen sein kann, einfach nur eine Treppe hinaufzulaufen.«

Agata ist eine vielbeschäftigte Frau, immer wieder klingelt ihr Handy. Sie entschuldigt sich höflich und geht kurz ran. Es sind Anfragen zu ihrem Fitness-Programm und Booking-Anfragen für »Diva Agata«. Sie tanzt gerade auf zwei Hochzeiten, lebt ihre beiden Leidenschaften voll aus. Im Idealfall, so sagt sie, kann sie für beides genau die Hälfte ihrer Zeit aufbringen. Das würde sie glücklich machen. Momentan sei es aber so, dass sie schon mehr Zeit in ihr »neues Business«, den Sport, investiert. Aber, und das betont sie mit ganz viel Nachdruck: »Die Musik darf nie zu kurz kommen, ich bin damit geboren und mein Vater hat sie mich gelehrt, ich werde sie auch nie aufgeben.« Gerade, so erzählt sie, ist sie dabei, eine Konzertreihe in opulenten Schlössern zu organisieren. »Das wird so richtig schön glamourös.« Agata hat viele Songs in ihrem Repertoire, am liebsten, so sagt sie, singt sie aber Blues und soulige Nummern. Etta James, Barry White und Tina Turner nennt sie als Inspiration. In fünf

Sprachen spricht und moderiert sie und in acht Sprachen singt sie, darunter englisch, deutsch und - natürlich - italienisch. Und, hat sie auch ein Lieblingslied, ein Song, der ihr besonders viel bedeutet? Agata muss keine Sekunde überlegen: »*I will always love you* von Whitney Houston.« Sie beginnt zu erzählen: »Es gab diesen Moment, da hatte ich einen Auftritt in einem unserer großen Säle. Am späteren Abend bin ich dann immer rauf auf die Bühne. Mein Mann stand am anderen Ende des Raumes. Es war ein stressiger Tag mit viel Arbeit, wir hatten hart zusammen gearbeitet. Und dann singe ich dieses Lied und er steht

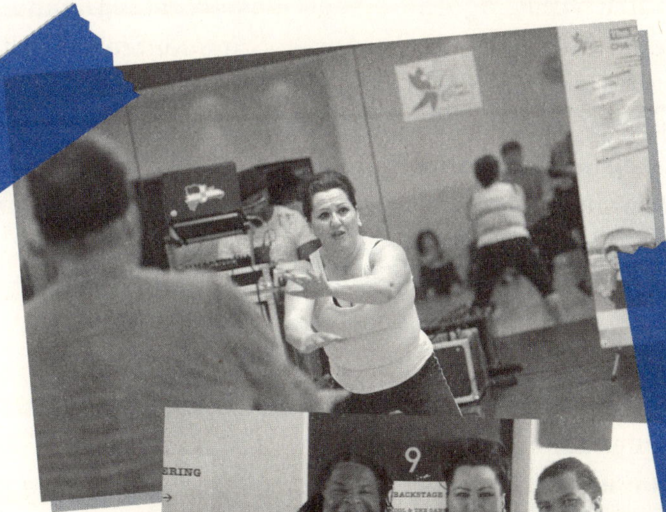

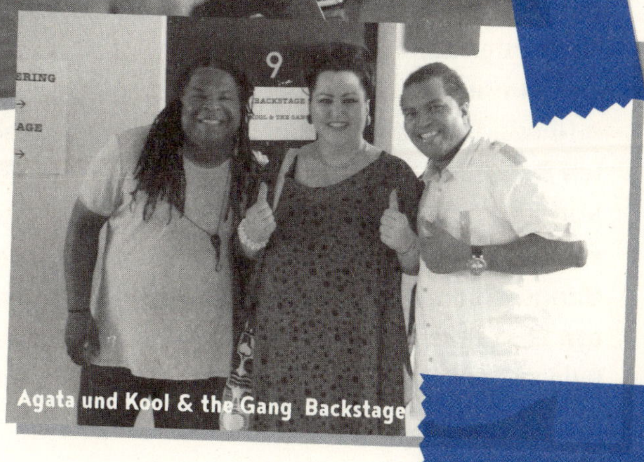

Agata und Kool & the Gang Backstage

da, ganz hinten, an der beleuchteten Theke, hinter den vielen Zuschauerköpfen im dunklen Saal. Einen Cappuccino in der Hand, seine Augen auf mich gerichtet - er war mein größter Fan. Es gab nur uns beide in diesem Moment. Und dann singe ich den Refrain und es ist klar: *I will always love you.*« Sie bekommt jedes Mal wieder Gänsehaut hat sehr oft noch Tränen in den Augen, wenn sie das Lied heute singt.

Als Sängerin ist Agata noch genauso gut wie früher. »Aber manche Leute verstehen das nicht.« Ihr Körpervolumen ist weg, ihr Stimmvolumen ist geblieben. Früher hatte »Diva Agata« dieses klassische Big-Mama-Image: Runde Frau mit kräftiger Stimme. Sie erzählt, dass manche Leute es schade finden würden, dass sie nun nicht mehr wie die typische Soul-Diva aussähe. »Was ich denen dann entgegne?«, fragt sie. »Dass sie sich doch für mich freuen sollen: Ich bin nun viel gesünder, habe meine Diabetes im Griff. Wenn es gut läuft, werde ich noch ein paar Jahrzehnte für euch singen können. Ihr könnt noch viele Konzerte von mir sehen.«

Leider kein Konzert mehr von ihr sehen kann Agatas Vater, der schon vor einiger Zeit verstorben ist. Als sie von ihm erzählt, wird sie wieder ruhiger, Rührung liegt in ihrer Stimme. »Mein Vater hat mich sehr geprägt. Ich habe so viel Wichtiges von ihm gelernt«, sagt sie. »Er war ein großer, stolzer Mann. Immer gut gekleidet, immer höflich und zuvorkommend - ein Gentleman der alten Schule, wie er im Buche steht.« Eine der wichtigsten Lektionen, die er mir schon als Kind beigebracht, hat war Respekt. Er hat mir gezeigt, dass ich vor allem und jedem erst einmal Respekt haben soll. Egal ob jemand schwarz, weiß, dick oder dünn ist. Zuallererst bringt man ihm Respekt entgegen. Nach diesem Grundsatz lebe ich heute noch, ich bin meinem Vater sehr dankbar für alles, was er mir beigebracht hat.«

Agata hat bereits viele Lektionen lernen müssen, sie führt ein sehr umtriebiges, sehr bewegtes Leben – manchmal als Komödie, manchmal als Drama daherkommend. Aber, egal wohin das Pendel gerade ausschlägt: Weiter geht es immer. Und das am besten auf möglichst vielen roten Teppichen, die das Leben für Agata noch ausrollen wird.

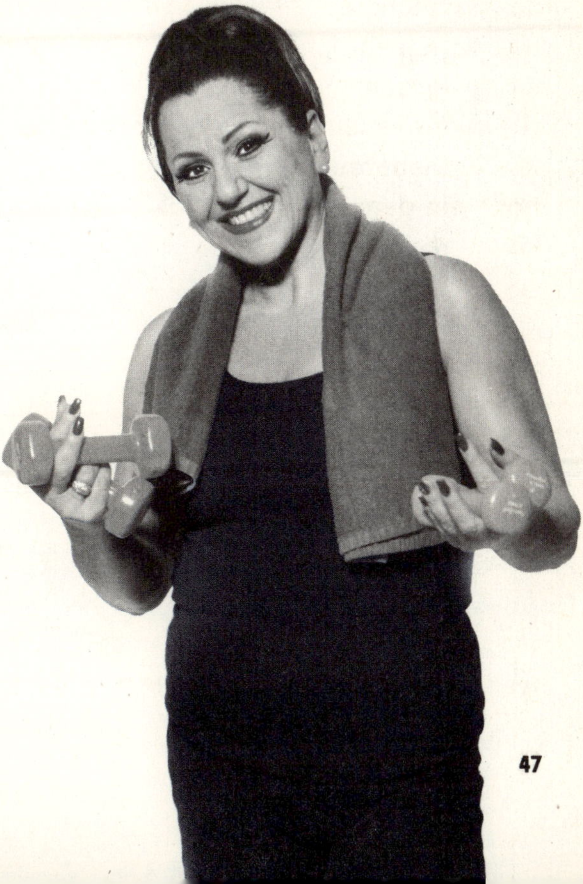

Agata Mongioví-Bonafé 123 kg > 80 kg

Agatas ultimatives Diät-Rezept

Exotische Gemüsepfanne mit Hirse und Putenbrust

1 Selleriestange
1 Paprikaschote
1 Zucchini
1 Tomate
1 EL Kokosöl
1/2 kleine Tasse Hirse
Salz und Pfeffer, Gewürze nach Wunsch
150 g Putenbrust

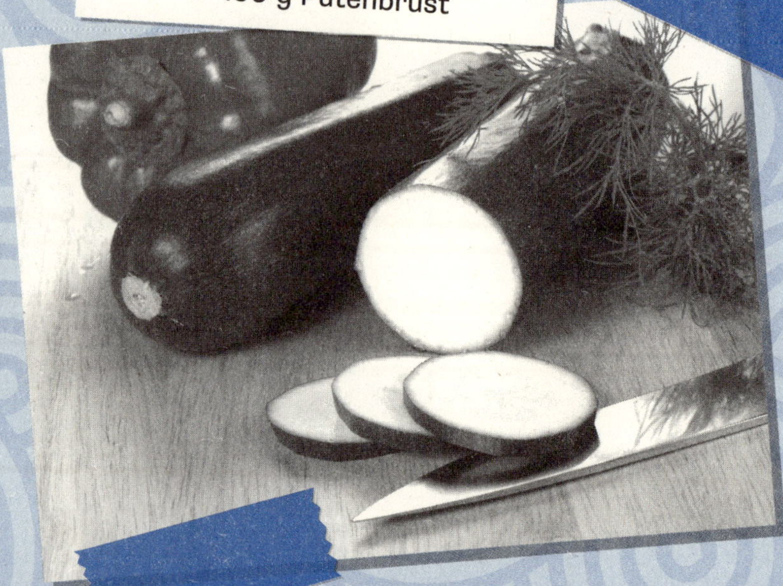

Sellerie, Paprika und Zucchini waschen und in kleine Stücke schneiden. Die Tomaten waschen und klein schneiden. Das Kokosöl in einer Pfanne erhitzen und das Gemüse darin anbraten.
Die Hirse in einem kleinen Topf nach Packungsanweisung kochen, sodass sie schön saftig ist.
Hirse und Gemüse in der Pfanne mischen, zum Schluss die Tomate dazugeben Dann nach Geschmack würzen und ziehen lassen. Die Putenbrust anbraten und dazu servieren.

Agatas würzige Geheimtipps:
Fleur de Sel nehmen - das schmeckt besser als anderes Salz. Und - für eine exotische Schärfe - mit Ingwer und Knoblauch würzen. Ein bisschen Chilli dazugeben, fertig!

An Diät-Tagen und nach dem Sport ist dies eine ganz besondere Köstlichkeit die schmeckt!

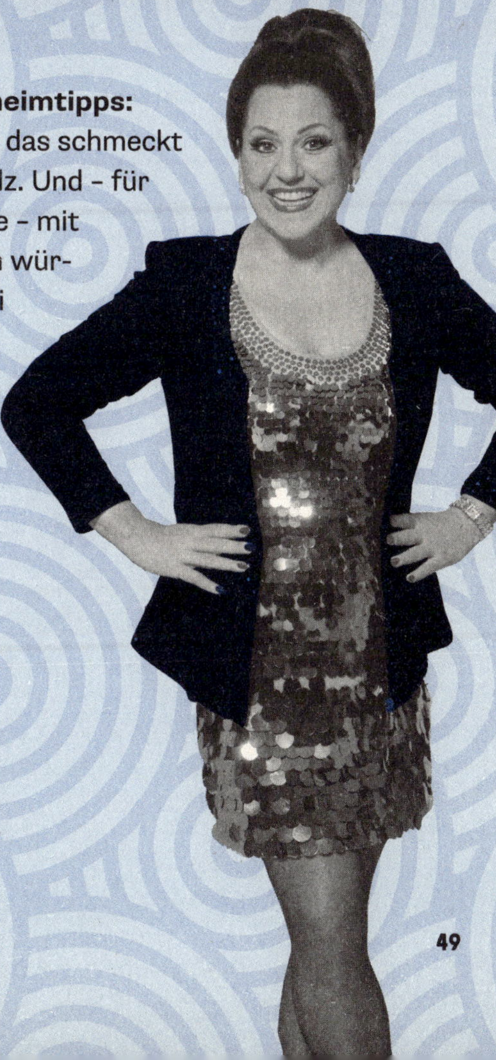

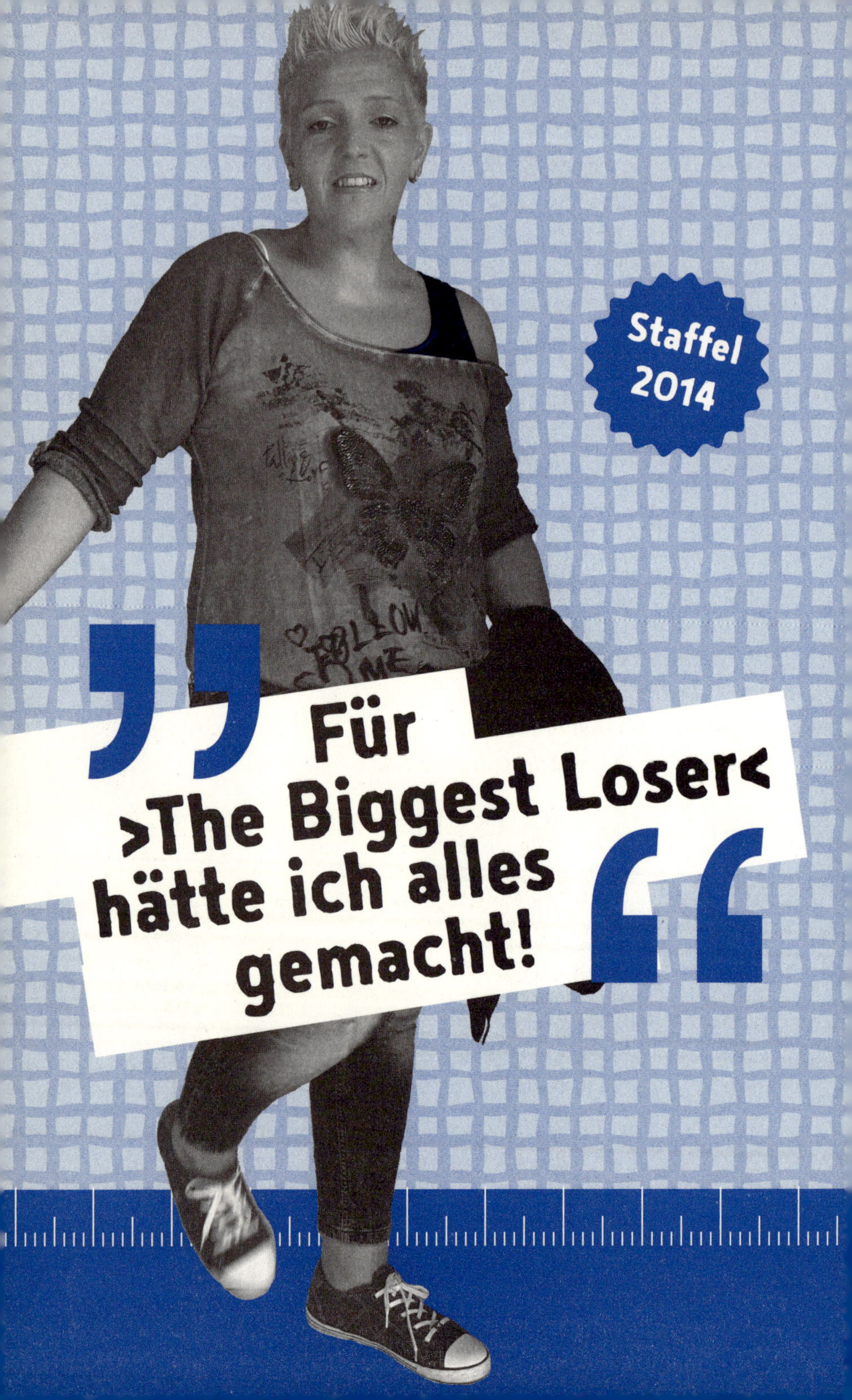
Staffel 2014
„Für >The Biggest Loser< hätte ich alles gemacht!“

Sandy – Die eine, die immer lacht

Obwohl sie in einer Bäckerei arbeitet, hat Sandy es geschafft, fast sechzig Kilogramm Gewicht zu verlieren – damit ist sie nicht nur in ihrer eigenen Facebook-Abnehmgruppe ein großes Vorbild.

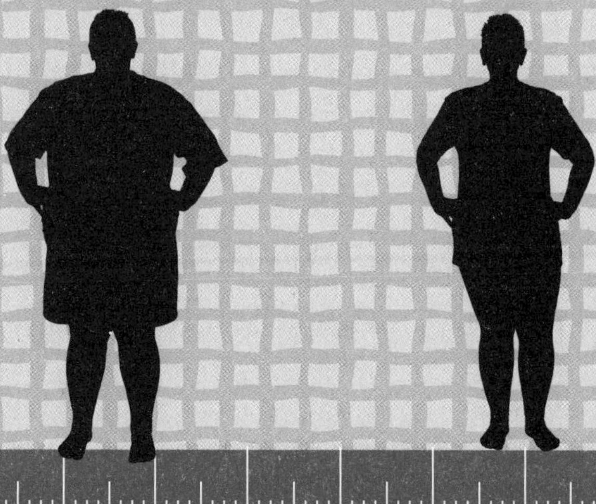

Höchstes Gewicht: **145,1 kg** Aktuelles Gewicht: **86,6 kg**

Sandy Ritter lacht schallend. »Ich hatte gerade eine unbekannte Frau am Telefon und die meinte: ›Du bist mir jetzt schon sympathisch, obwohl ich dich gar nicht kenne‹«, erzählt sie. Warmes Lachen. So etwas passiere ihr häufiger. »Bei der Arbeit nennen sie mich alle ›Strahlemaus‹.« Eben eine, die immer lacht. Das ist sogar ihr Lieblingslied: *Die eine, die immer lacht* von Stereoact feat. Kerstin Otto. »Das Lied ist ähnlich bescheuert wie der Song *Holz*, einfach mega-geil«, sagt sie - und lacht.

Sandy arbeitet als Bäckereifachverkäuferin in Dortmund. Jeden Tag pendelt sie dafür rund zwanzig Kilometer von ihrem Wohnort Holzwickede. Sandy mag ihren Beruf. Nicht mehr. Aber auch nicht weniger. Wenn Fußballstar Mario Götze seine Brötchen bei ihr holt, dann wird ein gemeinsames Foto bei Facebook gepostet - mit den Worten: »Furchtbar, da will man in Ruhe arbeiten und der Götze besteht auf ein Foto. Promi zu sein is net einfach, sach ich euch.« So ist sie, die Sandy. In einer Bäckerei zu arbeiten, ist natürlich eine echte Herausforderung, wenn man Gewichtsprobleme hat.

Mindestens ein Schokocroissant am Tag musste es für Sandy früher schon sein. »Die Versuchung ist auch jetzt noch ganz schön groß«, erklärt sie. »Dafür ist es ganz gut, dass ich seit rund fünf Jahren nichts mehr rieche und schmecke. Aber auch wirklich nur dafür, ansonsten würde ich lieber einen Finger opfern, damit das wieder funktioniert.« Sie erzählt, dass sämtliche Ärzte bisher nicht herausfinden konnten, woran es liegt, dass sie nur noch die Geschmacksrichtungen als solche, aber nicht mehr differenzierter schmecken könne. »Wenn du mir ein Schokoladen- und ein Vanilleeis geben würdest, dann schmecke ich da keinen Unterschied - nur, dass beides süß ist«, fügt sie hinzu.

Ab und an sündigt Sandy heute noch und gönnt sich was. »Sonst würde ich durchdrehen. Ich liebe Kuchenteilchen«, sagt sie. Davon hat sie ja nun wahrlich genug vor der Nase. Klar, dass sie als Bäckereiverkäuferin eine Frühaufsteherin ist - anders würde es bei den Arbeitszeiten sicher auch nicht funktionieren. Ihr Wecker klingelt um 0:30 Uhr, quasi mitten in der Tiefschlafphase. »An einem guten Tag hab ich vier Stunden geschlafen«, erzählt sie. »Wenn ich sonntags freihabe, mein Sohn Leon bei meinen Eltern ist und ich mal richtig bis zehn oder elf Uhr ausschlafe, hab ich aber erstmal schlechte Laune.« Lachen. Zu viel Schlaf ist gar nichts für die Thüringerin.

Ein guter Freund würde Sandy wohl als »arschehrlich und lustig« beschreiben; sie selbst sieht sich als »ein bisschen durchgeknallt, verrückt und spontan. Ich liebe das Leben, ja, und ich genieße es auch.« In ihrem Freundes- und Bekanntenkreis ist sie diejenige, die für alles zu haben ist. Auch mal für einen spontanen Trip an die Nordsee zum Beispiel. Die berühmte »Frau zum Pferdestehlen«. Letztere hat Sandy bei all ihrer Tierliebe aber nicht. Dafür ihre beiden Mischlingshunde Chica und Odin, zwei Ziegensittiche, drei Wasserschildkröten und einen Bartagam, ein kleines Reptil. Ihre Tiere gehen ihr über alles. Sie würde ihre Hunde nie alleine lassen, weswegen sie mit ihrer Familie niemals weit weg in den Urlaub fliegt. Es geht immer an die Nordsee. Das Meer ist schließlich auch Sandys allerliebster Ort. »Einfach draufgucken. Die Elemente Wasser und Feuer sind total cool«, findet sie.

Sandy Ritter 145,1 kg > 86,6 kg

Geboren ist Sandy Ritter als Sandy Storm in Gera, dort hatten ihre Eltern eine Eisdiele. »Ich durfte immer essen, was ich wollte. Es gab keine Regelmäßigkeiten,« erzählt sie von ihrer Kindheit. »Deshalb habe ich bei meinem Sohn immer ganz bewusst darauf geachtet, dass es anders läuft und er viel Gemüse und Obst isst.«

Seit 2002 wohnt Sandy in Nordrhein-Westfalen. Genauer in Holzwickede, ein Ort am östlichen Rand des Ruhrgebiets, mit rund 17.000 Einwohnern. Dort lebt sie seit August 2016 mit ihrer Familie in einer neuen 110 Quadratmeter großen Wohnung im Erdgeschoss. Dort, wo heute ihre Terrasse mit Partyhäuschen und Kamin ist, stand früher eine alte Garage, die sie kurzerhand abgerissen haben. Diese Terrasse ist ein echter Wohlfühlort für Sandy, die grundsätzlich einfach gern Spaß hat am Leben.

Von ihrer Teilnahme an *The Biggest Loser* hat sich die lebensfrohe Sandy einen kompletten Neustart erhofft. »Ich hab mich wahnsinnig darauf gefreut, weil ich mich schon drei Jahre lang beworben hatte, bis es dann endlich geklappt hat. Ich hätte alles dafür gemacht.« Sogar ein Bewerbungsvideo in der Badewanne hat sie gedreht. Das findet sie jetzt rückblickend ganz schön schlimm, denn sie hat damals einfach nicht mehr in die Wanne gepasst. Genauso wie sie sich im Kino nicht mehr in den Sitz setzen oder im Auto nicht mehr anschnallen konnte. Sandy sah die Teilnahme an der Sendung als große, vielleicht letzte Chance, endlich an Gewicht zu verlieren. Im Camp weg von ihren Liebsten zu sein und sich um nichts kümmern zu müssen als um sich selbst. Einige Wochen lang nur Achtsamkeit, Sport und das gute Gefühl, endlich

SANDY RITTER

Geburtsdatum: 24.09.1980

Beruf: Bäckereifachverkäuferin

Familienstand: verheiratet, ein Freund, ein Kind

Wohnort: Holzwickede

Größe: 1,67 Meter

Höchstes Gewicht: 145,1 Kilo

Aktuelles Gewicht: 86,6 Kilo

Ich habe bei *The Biggest Loser* mitgemacht, weil ... ich ein neues Leben wollte.

Mein Lebensmotto: Lachen.

etwas an ihrem Leben zu ändern. »Ich war da ein Egoist, ich wollte, dass meine Jungs mitziehen«, sagt sie. Und sie haben mitgemacht.

Man muss dazu sagen: Die Beziehungskonstellation im Hause Ritter ist sicherlich etwas ungewöhnlich. Sandy teilt sich ihr Bett - ein Boxspringbett plus ein angebautes Einzelbett - nämlich mit zwei Männern. Mit ihrem Ehemann Thomas und ihrem Freund Matthias. Diese Geschichte ist natürlich fernsehreif. Da »ihre Männer« auch bereit waren, darüber offen zu sprechen, durfte Sandy schlussendlich doch ins *The Biggest Loser*-Camp nach Andalusien fahren. »Ich fand das so mega-geil von meinen Männern«, betont sie dankbar.

»Wie Mann und Frau das zusammen machen, machen wir das halt Mann, Mann und Frau zusammen«, erklärte Sandy ihre Beziehung in der Show. Ihre Mitstreiter schüt-

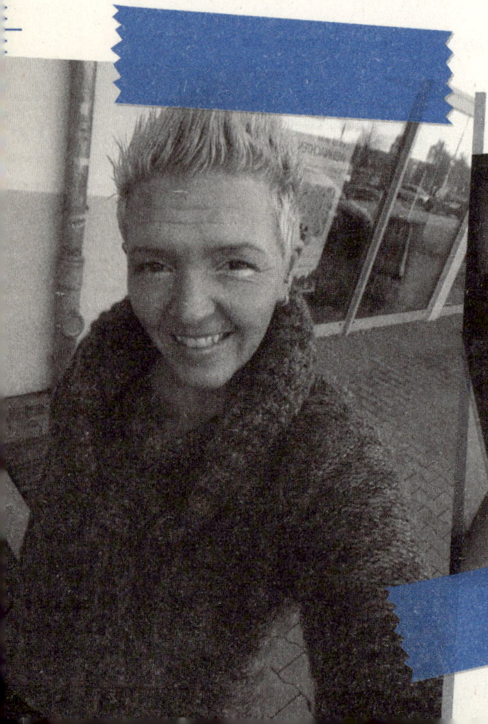

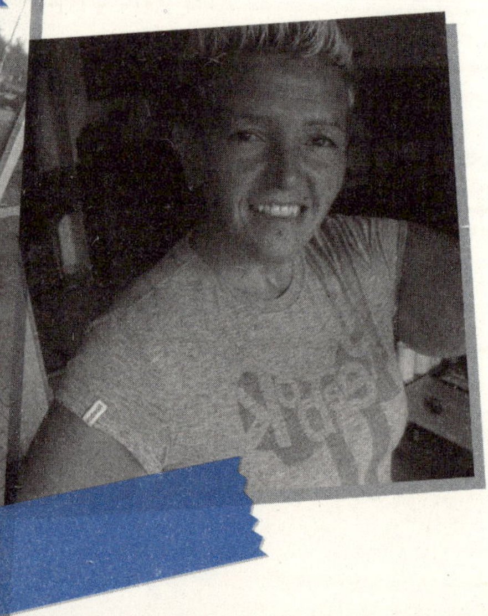

telten den Kopf, lachten, fanden es unglaublich. Um diese Familienkonstellation zu verstehen, muss man wohl etwas ausholen. Als Sandy ihren Mann Thomas 2004 geheiratet hat, war sie im vierten Monat schwanger. Ihren Freund Matthias lernte sie 2006 in einem Online-Chat kennen. Vier Monate haben sie sich nur geschrieben, später telefoniert - und Sandy hatte sich in den Elektriker verliebt. »Hätte er mir vorher ein Bild von sich geschickt, wäre das nicht passiert«, erzählt sie und lacht schallend. »Und er hätte sich auch sicherlich nicht in mich verliebt, wenn ich ihm ein Foto von mir gezeigt hätte.«

Thomas wusste übrigens die ganze Zeit von der Parallelentwicklung. Sandy war schließlich glücklich verheiratet - und ist es noch! »Man kann tatsächlich zwei Männer lieben«, sagt sie überzeugt. »Es war natürlich nicht leicht am Anfang, aber wir haben viel und offen über alles geredet. Und beide Männer wollten mich letztendlich lieber teilen als mich zu verlieren.« So machen sie heute eben alles zu dritt. Ein großer Liebesbeweis. Schließlich sehen sich Thomas und Matthias in der Öffentlichkeit nicht selten mit Kritik an ihrer Lebensform konfrontiert. »Bist du bescheuert?« - komme da nicht selten als Frage, erzählt Sandy. Gerade andere Männer hätten dafür kaum Verständnis gezeigt, als 2014 alle drei öffentlich im Fernsehen zu ihrer Dreiecksbeziehung standen. Die Holzwickederin weiß um das Opfer und rechnet es ihren Männern hoch an.

Im großen Finale hat sie Thomas und Matthias versprochen, dass sie sich in der Öffentlichkeit nie mehr für ihren Körper schämen wird und ihn ab sofort so liebt, wie er ist. Und dieses Versprechen hat sie gehalten. Heute wiegt die 36-Jährige noch 86 Kilogramm - und die Pfunde purzeln weiter. Mindestens bis zu ihrem Zielgewicht, das zwischen 75 und 80 Kilogramm liegt. Dünn zu sein bedeutet für Sandy ein neues Lebens-, ja, ein neues Wohlgefühl. Ob man nur als dünner Mensch glücklich sein könne? »Ja, ich für mich glaube das schon«, sagt sie. »Ich bin immer schon dick gewesen.«

Bereits in der Schulzeit war Sandy korpulent, wurde für ihr Aussehen gehänselt. Bis sie irgendwann nicht mehr rausgehen wollte und sich nur noch schämte. In ihrer Schwangerschaft hat Sandy dagegen »nur« 17 Kilogramm zugenommen. »Ich habe Rosinenbrötchen mit Mett geliebt«, erzählt sie lachend über ihre große Leidenschaft, die ja jede Schwangere kennt.

SANDYS ABNEHM-MANTRA

»Träume nicht dein Leben, sondern lebe deinen Traum!«

Jetzt trägt sie Größe 40 - mal 38, mal 42. »Ich habe mir eine neue Jacke gekauft, in Größe L, die fällt aber auch klein aus. Im Stehen kriege ich sie zu, aber hinsetzen kann ich mich damit nicht«, erzählt sie lachend. »Das ärgert mich so. Deshalb hängt die außen an meinem Schrank. Ich muss sie sehen und mich daran erinnern.« Das helfe ihr sehr bei ihrer täglichen Motivation. Auch Fotos aus ihrer Zeit vor *The Biggest Loser* gibt es einige in ihrer Wohnung. Die guckt sie sich tatsächlich noch häufig an, um sich Mut zu machen. Ob sie eitel sei? Eigentlich nicht, zumindest Schminken sei kein großes Thema. Wenn sie vor die Tür geht, trägt sie lediglich Puder wegen der kleinen Äderchen auf ihrer rechten Wange, Lippenstift und Wimperntusche. Unauffällig eigentlich. »Naja, die Wimperntusche ist heute grün«, erklärt sie lachend. »Das sieht man dann schon.« Überhaupt ist Sandys Welt bunt. Ihre Lieblingsfarbe ist Pink. Schwarz und Weiß gehen gar nicht. Ihre Klamotten müssen farbenfroh sein! »Früher ging es einfach nur darum, dass sie passten. Heute ist das anders. Ich habe immer noch oft im Kopf, dass ich irgendwo nicht reinpasse, obwohl es gar nicht mehr stimmt«, erzählt sie. »Auch passende Gürtel habe ich jetzt, das finde ich toll! Früher habe ich ja nie einen Gürtel getragen!«

Als Sandy ins Camp nach Spanien kam, wog sie 145,1 Kilogramm. Die knallharten Regeln, die den Außenkontakt zur Familie komplett verbieten, waren am härtesten für sie. »Da kam dann die Praktikantin, die mit meinen Jungs telefoniert hat, um mir mitzuteilen, dass mein Sohn Leon beim Schwimmen war«, erzählt sie. Damit hätte sie echt Schwierigkeiten gehabt. Deshalb war es für sie am schönsten, als einen Tag vor dem großen Umstyling ihr Mann Thomas kommen durfte. »Auf einmal war man wieder mitten im Leben. Hatte sein Handy. Und Menschen um sich. Da in Andalusien gab's ja niemanden«, erinnert sie sich lachend. »Und als mich meine Eltern vom Flughafen abgeholt haben, hab ich so geheult.«

Überhaupt hat Sandy viel geweint in ihrer *The Biggest Loser*-Zeit. In erster Linie hat sie sich bei einer der Fitnesstrainerinnen ausgeweint. Dabei ist Sandy eher ein Typ, der seine Tränen nur ungern in der Öffentlichkeit zeigt. Dazu passt er wieder, ihr Lieblingssong. Darin heißt es nämlich auch »Oh sie weint, aber nur wenn sie alleine ist. Denn sie ist die eine, die immer lacht.« Von der Trainerin kam auch einer der wichtigsten Tipps für die Kandidatin: »Werde mal egoistischer!« Wo Sandy früher immer zuerst an die anderen gedacht hat, kommt jetzt sie selbst an erster Stelle. Oder zumindest an zweiter. An allererster Stelle steht natürlich ihr zwölfjähriger Sohn Leon.

Kleine Erfolge stellten sich für Sandy im Camp schnell ein: Schon in den ersten Wochen konnte sie ihr Gewicht um satte dreißig Kilogramm reduzieren. Dafür hat sie aber auch gehungert. »Wenn ich manchmal gesehen habe, was die Männer im Camp gefressen haben, Brot, Ei und noch Wurst obendrauf - das hätte ich nie gekonnt«, erinnert sie sich. Da hätte sie sofort wieder zugelegt. Höchste Disziplin war für Sandy daher ein Muss - und ist es heute noch. In den sechs Monaten zwischen Ende des Camps und Ausstrahlung des Finales hat es die Holzwickederin auf 91,7 Kilogramm gebracht - über fünfzig Kilo hat sie abgenommen! Rückblickend aber auf ziemlich ungesunde Weise, wie sie zugibt. Denn Sandy hat gehungert, dabei nicht mehr als vierhundert Kalorien am Tag zu sich genommen. »Morgens eine Scheibe Brot mit körnigem Frischkäse und einer Scheibe Putenfleisch, viel Obst und Gemüse. Abends war eine ganze Gurke dann schon ganz schön viel«, erzählt sie. Dazu kamen noch vier bis fünf Stunden Sport am Tag.

Sport ist auch heute noch ein wesentliches Element in Sandys Leben. »Ich mache alles - nur Spaß muss es bringen! Yoga beispielsweise macht mich aggressiv, das geht gar nicht«, sagt Sandy lachend. Sie geht lieber mit ihrem Hund walken und zweimal die Woche zum Fußballtraining. »Ich habe vor zwanzig Jahren schon Fußball gespielt und dann nicht mehr, weil ich mich so geschämt habe. Vor drei Monaten bin ich ganz neu wieder eingestiegen, weil meine Cousine auch im Verein spielt. Ich bin zwar die Älteste da, aber es macht total Spaß!«, erzählt sie. Zudem liebt Sandy ihren Crosstrainer heiß und innig - eine Einheit unter neunzig Minuten würde sie aber ärgern, das müsse schon sein. Und seit dem Boxtraining im Camp mit Mitkandidat Shahin ist sie großer Fan dieser Sportart. Ihr Sandsack soll bald in ihrem eigenen kleinen »Fitnesszimmerchen« hängen, das sie sich gerade einrichtet. Einen heißen Sport-Tipp hat sie auch noch parat: »Die Shred-Workouts der amerikanischen Star-Trainerin Jillian Michaels auf DVD bringen dich so richtig ins Schwitzen, vor allem das 30-Tage-Programm.« Insgesamt müssen es bei Sandy rund fünf Stunden die Woche Sport sein.

Nach außen hin kennen Sandy alle als stets tough und ganz schön cool. Das Camp hat dagegen ihre sensible Seite, ihren weichen Kern, stark angesprochen. Ihren absoluten Tiefpunkt hatte Sandy, als sie ihr Gewicht vor der Kamera sagen musste. »Ich meine, man weiß, dass man fett ist«, sagt sie heute. »Aber das deutlich in die Kamera zu sagen, das war schon krass.« Als emotionalsten Moment hat sie ein Spiel mit fünf Törtchen in Erinnerung, bei dem sie mit etwas Glück ihre Familie sofort hätte wiedersehen können. Dafür hätte sie allerdings die süßen Versuchungen essen müssen. Da kam ihr Zusammenbruch. Aber: Sie hat widerstanden. »Das war mein ganz persönlicher Wendepunkt«, sagt sie. »Da habe ich gemerkt, wie stark ich sein kann.«

Diese persönliche Stärke, diese positive Lebenseinstellung ist es, die Sandy Ritter zu einem echten Idol für die Mitglieder ihrer Facebook-Abnehmgruppe macht. Hier erklärt sie: »Am Ende der Sendung begann mein Herz dafür zu schlagen, Menschen mit Übergewicht zu helfen und auf einen vernünftigen Weg in ein gesünderes Leben zu führen. Daraus entstand ›Zusammen abnehmen, ganz easy‹.« Über fünftausend Menschen folgen ihr hier mittlerweile schon. Sie schauen sich Videos von ihr an, wie sie auf dem Crosstrainer sitzt - und machen live vor dem Bildschirm mit. Oder sie lassen sich von Sandy beim Abnehmen motivieren mit Sätzen wie »Egal, nix heulen, Arsch bewegen.« oder »Herzliches Wetterchen, arschkalt aber trocken...also anziehen und raus, Spaß haben!« In der Gruppe finden sogenannte Wiege-Challenges statt. Und alle zwei bis drei Monate treffen sie sich sogar persönlich - natürlich nie alle, aber wer mag, der ist herzlich eingeladen. »Seit der Sendung sehen mich die Leute mit anderen Augen an, alle haben gestaunt und das hält auch immer noch an«, erzählt Sandy stolz. Ihr größter Traum ist es, jetzt noch einen Trainerschein zu machen, um all ihre Nacheiferer professionell coachen und auf ihrem Weg zum Wunschgewicht begleiten zu können.

Sport und Ernährung sind und bleiben die beiden großen Themen in Sandys Leben. Lebensmittel einkaufen geht sie täglich, weil sie sich jeden Tag spontan überlegt, was sie gerne kochen und essen möchte. Früher stand alles, egal wann und in welchen Mengen, auf dem Speiseplan. Sie sei sogar nachts aufgestanden und habe Nutella gelöffelt, erzählt sie. »Ich hatte immer Lust auf irgendwas. Schokoriegel sind meine absoluten Freunde. Aber mein Problem: Wenn ich sie sehe, esse ich sie auch.« Deshalb kauft Sandy keine Süßigkeiten mehr ein. Und wenn ihr heute jemand aus dem Freundeskreis eine Schachtel Pralinen schenkt, wird sie eher giftig als sich darüber zu freuen. »Das kann ich nicht verstehen«, sagt sie. »Die sollen mir lieber einen Obstteller schenken.«

Sandys Top 5 Abnehmtipps

1. Gesunde Ernährung!
2. Sport und Bewegung!
3. Egoismus und Kampfgeist! Denn wo ein Wille ist, da ist auch ein Weg!
4. Verzichte auf nichts – aber lerne >nein< zu sagen!
5. Hab Spaß am Probieren und am Entdecken von Neuem – sei es in Sachen Ernährung oder Sport!

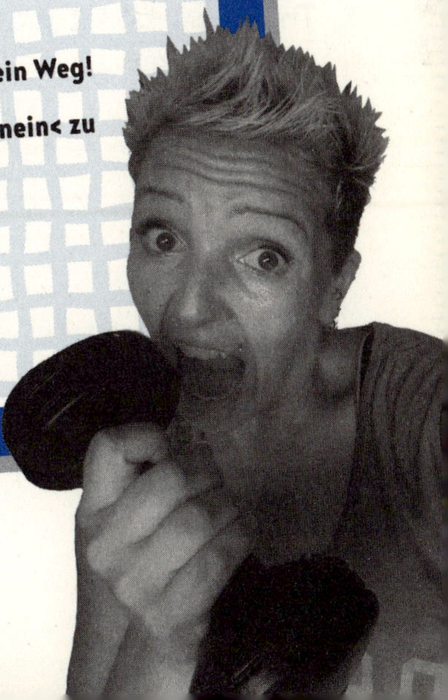

Sandy Ritter **145,1 kg > 86,6 kg**

Obst und Gemüse stehen heute täglich auf Sandys Plan. Paprika und Tomaten gehören zu ihren Favoriten. Und Mango, aus der sie sich mit Kefir einen leckeren Smoothie zum Frühstück zaubert. Das Wort »Diät« ist grundsätzlich gestrichen. Um die 1500 Kalorien nimmt sie täglich zu sich. Von Low Carb und komerziellen Diäten hält sie gar nichts. Vielmehr ist bei ihr alles erlaubt, aber gesund muss es sein. Und wenn mal Schokolade sein muss, dann ganz bewusst und genießerisch. Man soll sich nichts verbieten, aber darauf achten.

Zu Sandys nächsten großen Wünschen zählen drei Straffungsoperationen: eine am Bauch, eine an den Oberschenkeln und eine an den Armen. Die erste Bauchstraffung hat sie bereits hinter sich. »Richtige« Schönheitsoperationen lehnt sie allerdings ab. »Ich hab keine Brüste mehr, trotzdem würde ich an denen nichts machen lassen«, sagt sie überzeugt. Da gönnt sie sich als Belohnung für ihre Disziplin lieber noch ein neues Tattoo - sieben hat die Holzwickederin schon: Sterne und Schmetterlinge. Mama und Papa steht da. Und die Namen Leon, Thomas und Matthias prangen auf ihren Unterarmen.

Sandys ultimatives Diät-Rezept

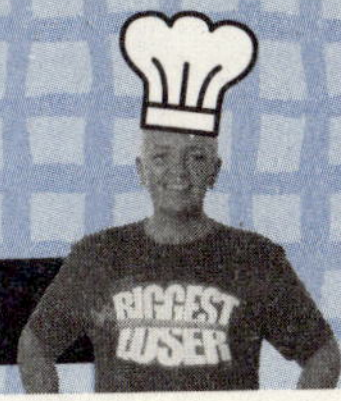

Vollkornnudeln mit selbst gemachter Bolognese

Zutaten

2 Zwiebeln, 2 Knoblauchzehen, Olivenöl,
1 kg Rinderhackfleisch, 500 g passierte Tomaten,
2 Zucchini, 6 große feste Tomaten, 1 rote Paprikaschote,
4–6 EL Tomatenmark, 4 EL Ajvar, Salz, Pfeffer, Chilipulver
200 g fettarmer Frischkäse,
gekörnte Gemüsebrühe nach Geschmack
rosenscharfes Paprikapulver nach Geschmack

Zubereitung

Zwiebeln und Knoblauch schälen, hacken und in etwas Öl anbraten. Das Hackfleisch zugeben und ebenfalls anbraten. Mit den passierten Tomaten aufgießen.

Zucchini und Tomaten in die Sauce reiben. Die Paprikaschote in kleine Würfel schneiden und ebenfalls zur Sauce geben. Das Tomatenmark und den Ajvar einrühren. Mit Salz, Pfeffer und Chilipulver abschmecken.

Den Frischkäse mit etwa 800 ml Wasser verrühren und mit Gemüsebrühe und Paprikapulver würzen. Über die Hackmischung gießen und mit Deckel einkochen lassen; bei Bedarf noch etwas Flüssigkeit zugeben. Dazu schmecken Vollkornnudeln.

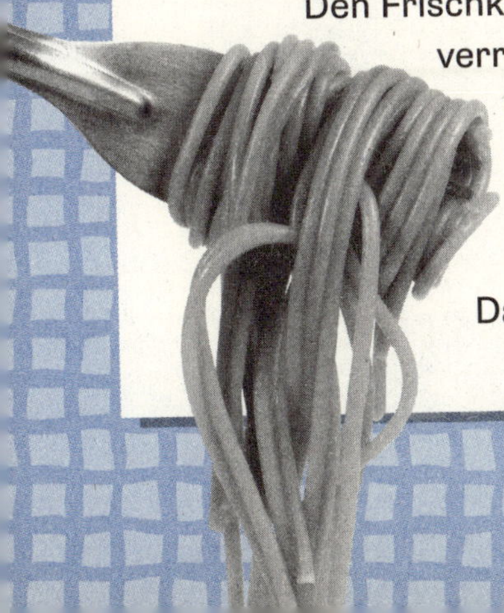

Falko – Vom Kampfknubbel zum Fitnessprofi

Power hoch zwei: Falko nahm gemeinsam mit seiner Frau Rada teil, weil die beiden für ihren Kinderwunsch zusammen abnehmen wollten. Papa ist er zwar noch nicht, dafür sportlich und diszipliniert wie nie zuvor.

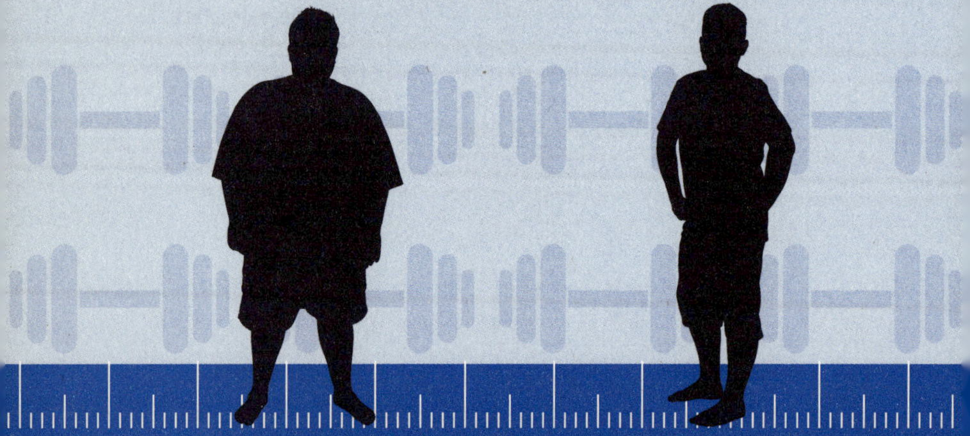

Höchstes Gewicht: **135 kg**

Aktuelles Gewicht: **77 kg**

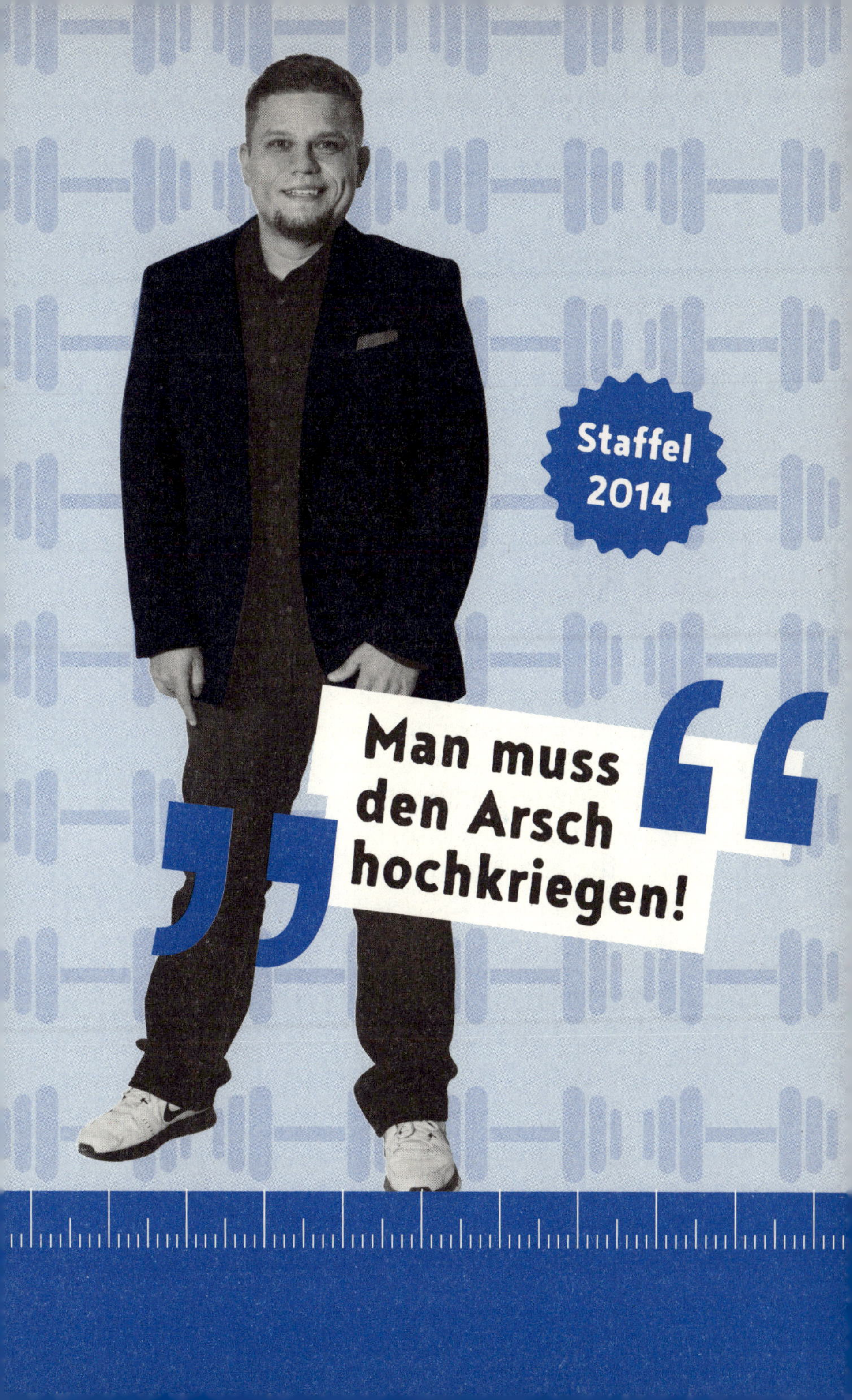
Staffel 2014
„Man muss den Arsch hochkriegen!"

Falko Bräutigam 135 kg > 77 kg

Falko Bräutigam war nie allein im Camp. Er und seine Frau Rada haben als Pärchen volle Power gegeben. Aus einem ganz bestimmten Grund: Sie wollen unbedingt ein Baby haben und mit der Erfüllung ihres Kinderwunsches hatte es bis dahin einfach nicht geklappt – Ärzte hatten wegen ihres hohen Körpergewichts davon abgeraten. »Das ist wirklich eines meiner ganz großen Ziele«, erklärt Falko. »Ich trete von diesem Planeten nicht ab, ohne etwas Bleibendes hinterlassen zu haben. Das wäre vom Gewicht her aber bei uns beiden nicht drin gewesen.« Während er mit 135 Kilogramm bei *The Biggest Loser* gestartet ist, wog seine Frau 154,9 Kilogramm.

Obwohl Falko keine Gesundheitsprobleme hatte, fühlte er sich mit seinem Gewicht im Alltag einfach nur noch extrem eingeschränkt. »Wir wohnen im zweiten Stock und wenn man sich dreimal überlegen muss, ob man nun den Müll runterbringt, dann nimmt das schon sehr schräge Formen an«, erzählt er von seinen Problemen. »Jeder kleine Weg war für mich schon echt schwierig. Dass ich irgendwo reinpasse, hatte ich sowieso schon abgehakt. Das Schlimmste dabei ist: Man wird alt im Kopf, man geht nicht mehr weg. Ich dachte schon: Mein Gott, ich bin doch erst dreißig und verhalte mich wie sechzig.«

Wirklich schlank war Falko allerdings noch nie. »Ich war immer ein kleiner Kampfknubbel«, sagt er lachend. Als dieser war er sogar 13 Jahre lang aktiver Sportler. Bis er 19 Jahre alt war, spielte Falko Faustball beim TSV Germania Massen – und die wurden viele Male Landesmeister, spielten um die Deutsche Meisterschaft.

»Beschleunigung war bei mir nie ein Thema, auch wenn ich immer rund 20 bis 25 Kilogramm zu viel hatte«, erklärt er. Seine Figur sei definitiv Veranlagung. »Ich bin eine 1:1-Kopie meines Vaters«, sagt der ausgesprochene Familienmensch und wird traurig. Denn sein Papa ist mit 71 Jahren an Krebs gestorben. Kurz vor seinem Tod hat Falko ihm versprechen müssen, ein langes, gesundes und aktives Leben zu führen. »Mein Vater ist zwar nicht am ›Dicksein‹ gestorben, aber wenn man dem Krebs Futter gibt, mit fettem oder sehr kohlenhydratlastigem Essen zum Beispiel, dann ist es halt schon schwierig«, so Falko weiter. Dieses Versprechen zwischen Vater und Sohn war für ihn eine echte Verpflichtung, weit mehr als andere Kleinigkeiten, die man seinen Eltern sonst mal einfach so zusagt. »Jedes Mal, wenn ich zu Hause bin, gehe ich auf den Friedhof und spreche mit meinem Vater«, erzählt er. »Ich weiß, dass er heute stolz auf mich ist.«

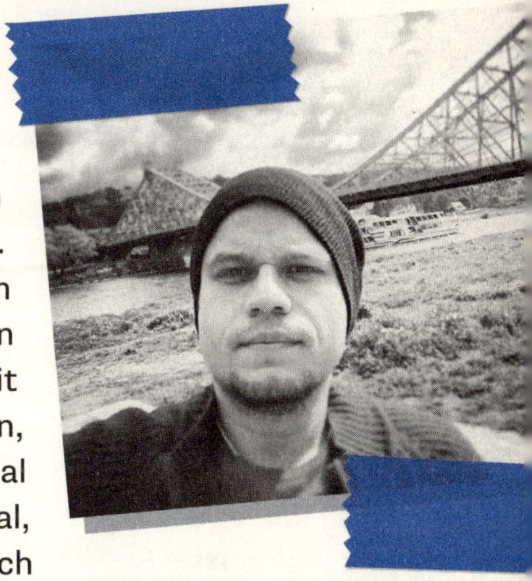

Falko wohnt mit seiner Ehefrau Rada zwar schon seit acht Jahren in Nürnbergs Nordstadt, ist aber gebürtiger Brandenburger. Seine Heimat Finsterwalde, eine Kleinstadt mit 16.500 Einwohnern, ist immer noch der schönste Ort der Welt für ihn. »Alles drum herum ist dort egal«, sagt er. »Da bist du einfach nur Sohn, da bist du zu Hause. Dort bin ich für immer 18. Das ist ein Ort der Ruhe für mich.«

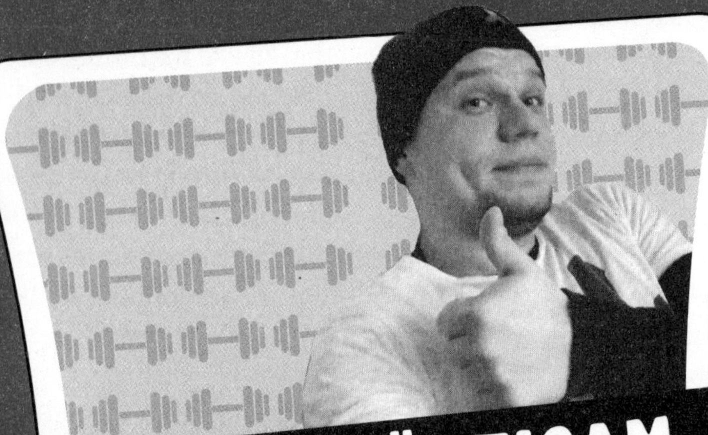

FALKO BRÄUTIGAM

Geburtsdatum: 19.08.1982

Beruf: selbstständiger Unternehmensberater

Familienstand: verheiratet

Wohnort: Nürnberg

Größe: 1,65 Meter

Höchstes Gewicht: 135 Kilo

Aktuelles Gewicht: 77 Kilo

Ich habe bei *The Biggest Loser* mitgemacht, weil …
ich in dem Leben, so wie es war, keine Perspektiven mehr gesehen habe und meine Lebensziele unerreichbar waren.

Mein Lebensmotto: Veränderungen sind eine Frage des Willens, sie zur Normalität werden zu lassen, eine Frage des Wissens.

Eine Ruhepause hat sich Falko auch nach seiner Zeit in Andalusien gegönnt. Nach vier Wochen Camp mussten Rada und er nach Hause fahren. Sie hatten 0,02 Prozent weniger abgenommen als ihre Konkurrenz. »Ich habe das mal ausgerechnet, das dürften so 130 Gramm gewesen sein«, sagt er heute lachend. Aber jedes Gramm zählt. »Ich wäre gerne geblieben!« Immerhin hatte er in der kurzen Zeit schon rund 23 Kilogramm abgenommen. Das sei schon ärgerlich gewesen. Aber egal! Falkos riesengroßer Wunsch, weiter abzunehmen, war geweckt. Deshalb hat sich der selbstständige Unternehmensberater eine Auszeit für sein großes Ziel genommen, denn beruflich bot sich dafür gerade die Möglichkeit.

Rada und er waren beide zunächst sehr motiviert, dass es klappt mit dem Abnehmen – aber mit einer gesunden Skepsis. Schließlich mussten sie es jetzt selbst durchziehen. Falko erinnert sich noch an ihren ersten gemeinsamen Einkauf im Supermarkt. »Der war super-bewusst. Wir sind absichtlich verkehrt herum die Regale entlang gegangen und haben uns jedes Produkt, das wir früher gegessen haben, genauer angeschaut und uns gefragt: Können wir das noch? Wir waren wirklich drei bis vier Stunden im Supermarkt – und hatten nur einen halb vollen Wagen!« Aber der Aufwand hat sich gelohnt! Schließlich hatte Falko vorher immer nur eingeteilt in: Schmeckt mir und schmeckt mir nicht. Kalorien seien ihm relativ egal gewesen. Diese neue Achtsamkeit im Alltag musste er erst lernen.

Mit fünf bis acht Stunden Sport am Tag und einem hohen Kaloriendefizit schaffte er es dann tatsächlich bis zum

Finale 49,5 Kilogramm abzunehmen - satte 39,95 Prozent seines Körpergewichts. Damit war er Sieger unter den Nichtfinalisten und nahm unter Tränen der Rührung im »kleinen Finale« seinen Preis entgegen. »Es ging rein darum, Gewicht zu verlieren«, erklärt er seine Taktik. »Dementsprechend war es viel Cardio-Training - nur Ausdauer. Ich war unheimlich viel laufen; es war der Wahnsinn. Natürlich waren auch Strecken dabei, von denen ich heute denke, die sind lächerlich, aber so lief es nun mal. Ich habe mich vorher auch schlau gemacht, bei welchen Sportarten man am meisten Kalorien verbrennt und die habe ich mir dann zu eigen gemacht und es einfach durchgezogen.«

Dass Training im Fitnessstudio nicht wirklich etwas für ihn ist, hat er ziemlich schnell gemerkt. »Fitnessstudio ist ja auch sehr ausgelegt auf Kraft, Gewichte usw., das wäre in dem Fall genau das Gegenteil gewesen von dem, was ich wollte«, erklärt er. Vielmehr hat er Zirkeltraining zu Hause in seiner sechzig Quadratmeter großen Wohnung gemacht. Dafür wurde das Wohnzimmer mit Matten ausgelegt, Gewichte bereitgelegt und schon konnte es losgehen. »Das ist ganz witzig, ich habe eigentlich die Übungen gemacht, die man so aus dem Sportunterricht kennt«, erzählt er, »weil die am meisten Kalorien verbrennen: Kniebeugen, Liegestütze, Sit-ups - das komplette Programm.« Zusätzlich ging er joggen. Wenn das Wetter nicht so mitgespielt hat, sei er sogar durch die Wohnung gerannt, einfach von Zimmer zu Zimmer. »Ja, das war schon ein bisschen schräg«, gibt er lachend zu. Seine Frau Rada hat zu der Zeit übrigens auch noch kräftig mitgesportelt, manchmal haben sie im Wohnzimmer geboxt oder einfach nur Bauch-Beine-Po-Übungen nebeneinander gemacht.

Neben seiner Disziplin beim Sport hat seine negative Kalorienbilanz die Pfunde massiv purzeln lassen. »Ich habe mich da auch belesen und geschaut, dass ich immer im hohen Kaloriendefizit bin. Da ist es dann automatisch so, dass man Fett reduziert. Fett ist halt der krasseste Energieträger«, erklärt er. Wie wenig Kalorien es tatsächlich waren, gibt er ungerne zu. »Für den Erfolg im Finale waren es dann am Ende nur noch sehr wenige Kalorien am Tag, obwohl ich bei *The Biggest Loser* etwas anderes lernte«, sagt er. »Das war dann aber auch wirklich ungesund.« Zumal seine Gewichtsabnahme irgendwann sogar drastisch wurde. »Ich hatte wirklich Bedenken, dass es nicht mehr aufhört!«, erzählt er. »Wenn deine Mutter zu dir sagt: ›Ich erkenne dich nicht mehr! Das musst jetzt mal wieder ein Ende haben!‹ fängt man schon an nachzudenken. Das war ein gruseliger Moment, ab da habe ich dann wirklich erstmal wieder viel gegessen.«

Heute ernährt er sich konsequent nach der Low-Carb-Methode – das heißt, er nimmt möglichst wenige Kohlenhydrate zu sich. Das lasse sich prima in seinen Alltag integrieren. Morgens dürfen bei Falko noch Kohlenhydrate auf dem Programm stehen, um den Stoffwechsel anzuregen und genug Energie für den Tag zu

FALKOS ABNEHM-MANTRA

»Wissen ist Macht! Grundsätzlich weiß ja jeder: Ich muss weniger essen, damit ich abnehme. Aber warum das so ist, in welchem Ausmaß das so ist, wieviel Kalorien ein Kilogramm hat zum Beispiel – das wissen nur die wenigsten. Und mit diesem Wissen geht alles so viel leichter!«

liefern. Da gibt es am Wochenende auch ausnahmsweise mal Weißmehl-Brötchen, ansonsten aber meist Müsli oder Joghurt. Im Lauf des Tages isst er dann alles, nur keine Beilagen à la Brot, Nudeln, Kartoffeln oder Reis. »Heute Abend gab es Schnitzel mit Gemüse und Pommes, da lasse ich letztere weg und es passt«, sagt er.

Sein Lieblingsessen aktuell ist fettarmer Joghurt mit Apfelschnitzen und sogenannten FlavDrops in der Geschmacksrichtung Banane. Das seien hochkonzentrierte Tropfen ohne Kalorien, die er bei den Nahrungsergänzungsmitteln entdeckt habe, erklärt er.

In Sachen Sport ist Falko natürlich nicht mehr so radikal wie direkt nach seiner *The Biggest Loser*-Teilnahme. Aber er kommt auch heute noch auf zehn bis zwölf Stunden Sport pro Woche. Und das obwohl Zeit gerade nicht sein größter Freund ist. Sein Wochenarbeitspensum beträgt derzeit nämlich bis zu hundert Stunden. Diese verteilen sich auf seine Arbeit als selbstständiger Unternehmensberater, vorwiegend in Firmen der Automobilbranche, und sein Bachelor-Studium der Betriebswirtschaftslehre an der Friedrich-Alexander-Universität Erlangen-Nürnberg, das er gerade nachholt.

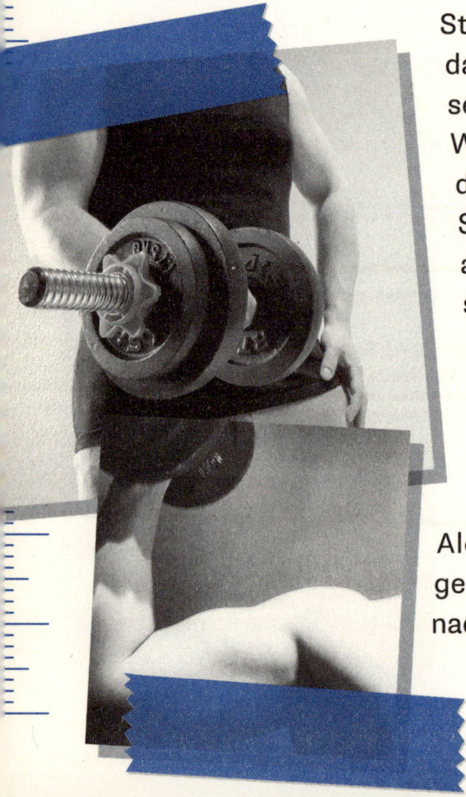

Aber mit Ausdauer und Disziplin lässt sich auch das wuppen. Nur so hat Falko es geschafft, sein Gewicht dauerhaft bei rund 75 Kilogramm einzupendeln. Ob er die hält, kann er auch ganz ohne Waage sagen. Einfacher Indikator: Passt die Hose oder zwickt sie? Aus der Zeit vor *The Biggest Loser* hat er noch ein T-Shirt und eine Hose - beide in Größe 5XL. »Die habe ich als Warnung und als Erinnerung aufgehoben«, erzählt er.

Falkos Erfolgsrezept lautet schlichtweg: Wissen. »Grundsätzlich weiß ja jeder: Ich muss weniger essen, damit ich abnehme. Aber warum das so ist, in welchem Ausmaß das so ist, wieviel Kalorien ein Kilogramm hat zum Beispiel - das wissen nur die wenigsten. Und wundern sich dann, dass sie nicht abnehmen, wenn sie bloß dreihundert Kalorien am Tag weniger verbrennen«, erklärt er. Das alles sei ziemlich technisch und eine Wissenschaft für sich, aber im Endeffekt laufe alles auf eine Sache hinaus: Man muss mehr verbrauchen als man zu sich nimmt. Am allerwichtigsten findet Falko es aber, dabei keine Diät zu machen, sondern sein Leben umzustellen. Denn sobald man nach einer Diät wieder normal isst, schlägt das einfach doppelt an und es wird schlimmer als vorher. »Man muss so mit seinem ›neuen‹ Leben klarkommen«. Außerdem müsse man den »Arsch hochkriegen«. »Es geht tatsächlich auch ohne Sport«, sagt er. »Aber das ist weniger spaßig und wenn man hungert, baut man auch zuerst an Muskelmasse ab. Dann wird man vielleicht ein schlapper Dürrer - also für mich wäre das nix!«

Disziplin sei wichtig. »Ich war früher auch ziemlich gemütlich«, gibt Falko lachend zu. Die ›Komme ich heute nicht, komme ich morgen‹-Mentalität gilt es, ad acta zu legen. »Man kriegt nix geschenkt«, erklärt er. »Aber eines muss man sich klarmachen: Mit diesem Körper muss man das ganze Leben zurechtkommen! Dieser Körper sollte wichtig sein!« Zudem solle man sich kleine Meilensteine setzen für das ganz große Ziel am Ende. »Denn wenn es mit der Motivation mal wieder nicht so klappt - und dieser Punkt wird kommen - dann weiß man: Bis zum nächsten Schritt ist es nicht mehr *so* weit.« Nach diesem Prinzip, mit klaren Wochenzielen, habe er es schließlich auch geschafft, bis zum Finale sein Endziel, seine knapp 50 Kilogramm weniger auf der Waage, zu erreichen.

Obwohl er fast einen Zentner verloren hat, hatte Falko nie mit überschüssiger Haut aufgrund seiner drastischen Gewichtsabnahme zu kämpfen. Beziehungsweise: Er hat so lange mit hartem Krafttraining gekämpft, bis keine mehr da war. »Es war nicht gerade einfach!«, erklärt er. »Es war sogar sehr mühselig! Ich durfte auch nach einem halben Jahr nicht den Mut verlieren, dass irgendwann doch mal alles weg ist.«

Wenn er heute an *The Biggest Loser* zurückdenkt, kommt ihm vor allem ein Wort in den Sinn: Stress. »Man steht ständig unter Strom dort, man wird von der Challenge zum Sport gescheucht, man kriegt unheimlich wenig zu essen und man hat immer eine Kamera vor der Nase - *aber:* es war nicht unangenehm!«, sagt er. »Ich war froh, keine Termine zu haben und mal keine Mails checken zu müssen. Ich fand es recht cool, so abgeschottet zu sein.« Nun hatte Falko natürlich auch seinen allerliebsten Menschen mit vor Ort: seine Frau Rada, eine gebürtige Nürnbergerin. Die beiden durften sogar im gleichen Zimmer übernachten. »Dass sie da war, war natürlich schon sehr hilfreich. Aber sonst hätten wir gar nicht mitgemacht«, sagt er. Die Idee zur Teilnahme hatten beide zusammen, als sie mit zwei Tüten Chips auf dem Bauch die Sendung guckten und der Aufruf kam. Da dachten sie sich: »Joa, warum eigentlich nicht?« »Als die Zusage kam, haben wir uns gefreut«, erzählt der Wahl-Nürnberger. »Aber es war auch eine gewisse Angst dabei. Das schauen Millionen von Menschen. Du musst dich da, obwohl du dich ja null wohlfühlst, gerade mal so halbnackt präsentieren.«

Und du musst Leistung bringen. Gerade Fitnesstrainer Ramin Abtin habe ihn nicht selten an seine Grenzen getrieben. »Er hat zu uns gesagt: ›Ich sehe euch nur als Sportler, ihr müsst Leistung bringen‹«, erzählt Falko. »Ramin hat uns immer zurückgehalten, wenn wir über die Stränge schlagen wollten - auch wenn die Kameras aus waren. Er ist einfach ein Vollblutsportler!« Abtin ist mehrfacher Kickbox-Weltmeister und weiß einfach, wovon er spricht und wie er sein Team anspornen kann. »Bei einer Challenge mussten wir einen Berg hochklettern und dann die Wasserrutsche runter. Nach dem dritten Mal ging nichts mehr bei mir«, erinnert sich Falko lachend. »Da hat mich Ramin nochmal mega gepusht, sodass ich wieder im Rennen war.«

Sein härtester Moment sei tatsächlich nach der ersten richtigen körperlichen Betätigung im Camp gewesen. »Ich konnte am nächsten Tag die Zehn-Zentimeter-Stufe von unserem Zimmer kaum nach unten gehen«, sagt er. »Alles hat so wehgetan! Kurz danach kam aber auch gleich mein schönster Moment, denn: Da war endlich das

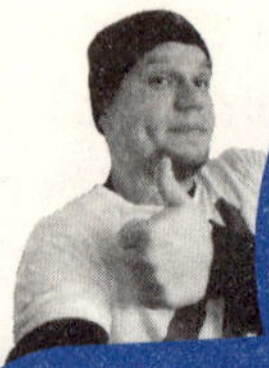

Falkos Top 5 Abnehm-Tipps

1. Zirkeltraining bringt's – die einfachen Übungen aus dem Sportunterricht wie Sit-ups, Liegestütze oder Kniebeugen verbrennen am meisten Kalorien.

2. Man muss mehr verbrauchen als man zu sich nimmt.

3. Dabei keine Diät machen, sondern sein Leben so umstellen, dass man damit klarkommt.

4. Den Arsch hochkriegen. Es geht tatsächlich auch ohne Sport, aber das ist weniger spaßig und wenn man hungert, baut man auch zuerst die Muskeln ab.

5. Kleine Meilensteine setzen für das ganz große Ziel am Ende.

Gefühl, etwas gemacht zu haben. Es war schön, dass es wehtut!«

Die Reaktionen auf die Teilnahme an *The Biggest Loser* mit all ihren Konsequenzen fand Falko schon erstaunlich. Das begann bereits zwei Monate nach dem Camp bei einem Boxkampf von Christine Theiss in Bayreuth, bei dem der Produzent der Sendung neben ihm stand und ihn schlicht überhaupt nicht erkannte. »Dieser Blick war unbezahlbar, das war schon nicht schlecht«, freut sich Falko. Dann all die alten Schulfreunde, die sich auf einmal wieder bei einem melden. Oder wenn eine ältere Dame im Supermarkt stehen bleibt und sagt: »Ja, Mensch, das haben Sie gut gemacht!« Falko erzählt lachend: »Man ist so ein bisschen Public Domain. Jeder denkt, er kann mit seinen fünf Kilogramm, die er abnehmen möchte, zu einem kommen. Das finde ich super!« Allerdings sei er mit seinen vielen Anfragen bei Facebook gar nicht mehr nachgekommen. Aktuell füttert er eher seinen Instagram-Account mit Posts von gesundem Essen wie etwa brotlosem Burger oder Bountyballs.

Dazu muss man wissen: Falko ist tatsächlich der Typ, der selber Brot backt oder sich sein eigenes Low-Carb-Nutella zubereitet. Dafür einfach nur Haselnüsse, Kakaopulver, etwas Öl und Birkenzucker im Mixer ganz fein pürieren. »Ich habe viel Spaß am Experimentieren, egal, ob Gerichte aus anderen Ländern, die man vielleicht nicht so kennt oder Althergebrachtes, das man Low-Carb-konform macht. Hier tausche ich dann einfach Zutaten«, erklärt er. »Wenn ich mich damit beschäftige, weiß ich genau, was ich gegen was tauschen kann.« Eine Zeitlang habe er sich sogar nach der Paleo-Methode, die sogenannte Steinzeit-Diät, ernährt. »Das war es mir nicht wert«, sagt er. »Ich muss nicht zwingend wissen, ob diese Tomate jetzt naturgezüchtet ist oder ein Nachfahre einer Kunstzucht. Das ist mir zu dumm gewesen.«

In alte Essensgewohnheiten zu verfallen, kommt ihm aber nicht mehr in den Sinn. »Nehmen wir zum Beispiel Fertigprodukte«, erklärt er. »Wenn man einmal weiß, wie es richtig schmecken kann, dann schmeckt das Tütenzeug einfach falsch!« Das würde bei ihnen zu Hause gar nicht mehr auf den Tisch kommen. Allerdings habe sich seine Lust auf Süßes im Gegensatz zu früher komplett verändert - und zwar genau anders herum, als man es vielleicht erwarten würde. »Früher mochte ich Süßes gar nicht, einfach vom Geschmack her, es musste herzhaft sein. Ich war übrigens auch kein Junk-Food-Fan. Ich habe von allem einfach die vierfache Portion gegessen, zum Beispiel acht Buletten mit Kartoffelbrei«, erzählt er. Heute dagegen habe er so richtig Lust auf Süßes, ist eben ein prima Energielieferant. »Ich könnte problemlos ein Nutella-Glas leer löffeln, wahrscheinlich so innerhalb von dreißig Minuten«, lacht er. Mit der Betonung auf »könnte«, natürlich macht er es nicht und sucht sich stattdessen seine gesunden Alternativen.

Richtig schwer falle ihm sein »neu ausgerichtetes« Leben übrigens nicht. »Es gefällt mir, dass ich jetzt Sachen anziehen kann, die ich mein ganzes Leben noch nicht tragen konnte. Wenn ein T-Shirt in Größe S mal nicht am Bauch, sondern an der Brust oder an den Oberarmen zu eng ist, dann ist das schon echt schick«, erklärt er stolz. »Außerdem ist da eine Energie, die in einem steckt! Ich habe mehr Selbstvertrauen, auch im Job, ich kann meine Meinung besser durchsetzen.« Das solle man jetzt aber bitte nicht falsch verstehen: Falko sei auch kein unglücklicher Dicker gewesen! Dreißig Jahre hat er damit gelebt - und war grundsätzlich gut drauf. »Es gibt ja auch Leute, die abnehmen und dabei so verbissen sind, dass vielleicht ihre äußere Hülle einem Schönheitsideal entspricht«, findet er. »Aber von innen werden sie so hässlich! Von daher: Es gibt nicht die eine Lösung!«

Seine Frau Rada hat nach *The Biggest Loser* tatsächlich wieder zugenommen - und das findet Falko auch in Ordnung so. »Es ist eben nicht für jeden der richtige Weg und sie hat auch wirklich alles ausprobiert«, erklärt er. »Ich möchte keine Frau, die krampfhaft versucht abzunehmen und dabei unglücklich ist! Sie muss mit sich selbst im Reinen sein, sie muss lachen können, das ist mir viel wichtiger!«

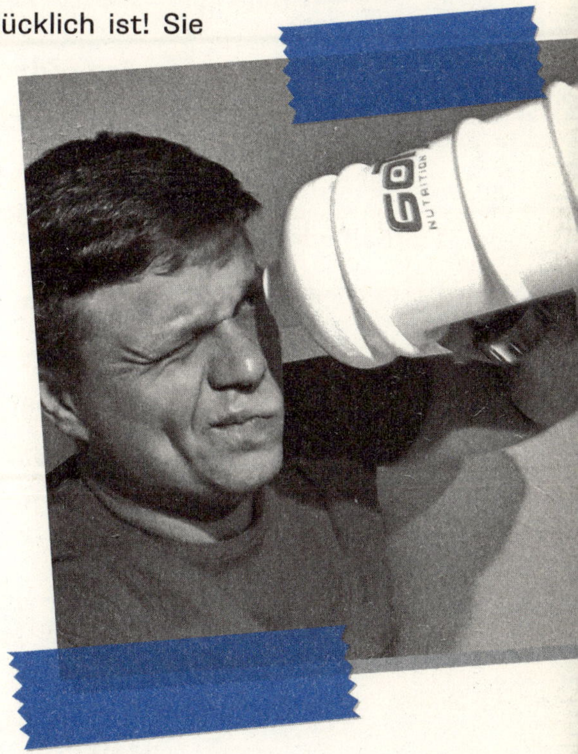

Falko Bräutigam 135 kg > 77 kg

Top oder Flop?

In Sachen Hobbys

Film oder Buch?

»Definitiv Buch!«

Pop- oder Rockmusik?

»Popmusik, weil Rock nicht mehr von ›den Ärzten‹ kommt.«

Fußball oder Formel 1?

Geschenke kaufen oder selber basteln?

»Geschenk kaufen und dann verändern, so dass es persönlich wird.«

Hund oder Katze?

»Hund, Hund und nochmals Hund!«

Daddeln oder Gesellschaftsspiele?

In Sachen Fitness

Hantel oder Hängematte?

Pizza oder Burger?
»Pizza, aber nur, wenn sie Low Carb ist.«

Fitnessstudio oder Yoga?

Kraft- oder Ausdauertraining?
»Kraft- und Ausdauer! :-) Keine halben Sachen!«

Schweinehund oder Rampensau?

Schämen oder Scheißegal?

Training oder Schönheits-OP?

Obst oder Gemüse?
»Gemüse, aber ...«

Obstsalat oder Kohlsuppe?
»... Obstsalat vor Kohlsuppe.«

„Man muss an sich glauben, denn der Glaube versetzt Berge.“

Petra ruht in sich, so schnell bringt sie nichts aus der Fassung. Nur ihr Körper, der hat ihr bis vor Kurzem noch einen Strich durch die Rechnung gemacht. »Ich habe mich so unfassbar beschwert gefühlt«, sagt die Astrologin. Ihre Sterne stehen gerade äußerst gut – und oft auch bei ihren Klienten. Heikel wirds nur, wenn Petra ihnen Dinge sagen muss, die sie lieber nicht hören wollen.

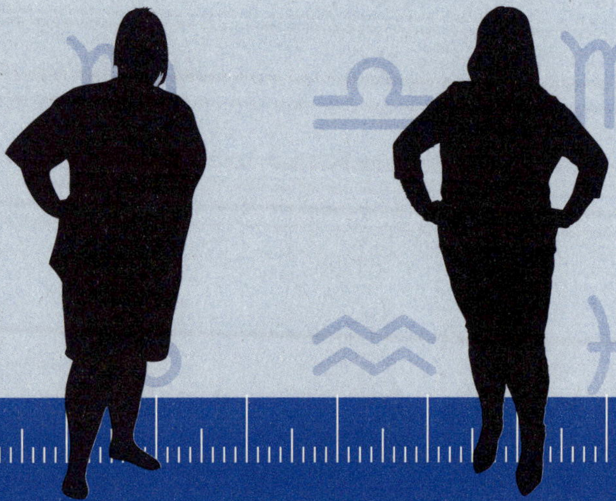

Höchstes Gewicht: **142,8 kg**

Aktuelles Gewicht: **112 kg**

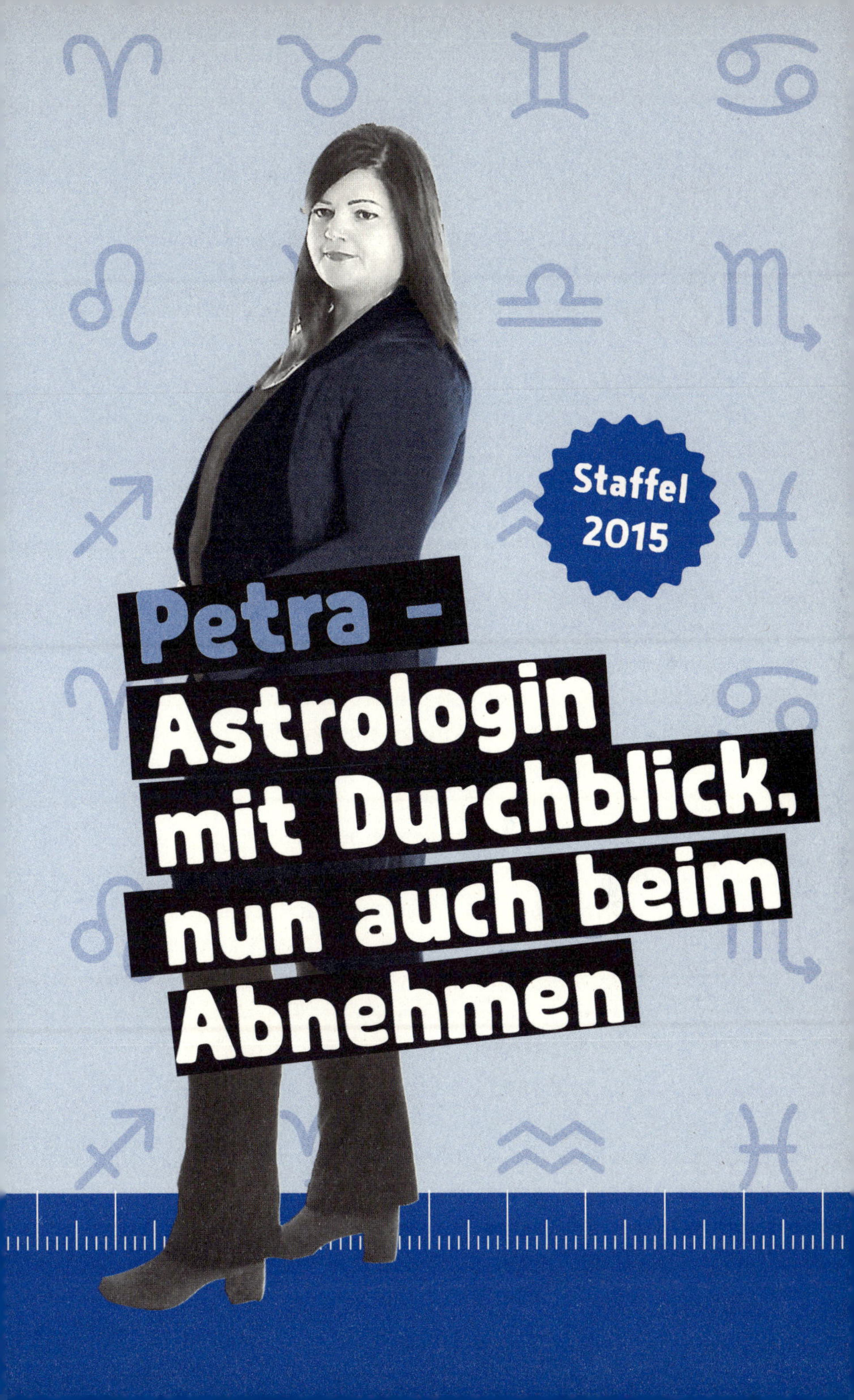
Staffel
2015
Petra –
Astrologin
mit Durchblick,
nun auch beim
Abnehmen

Petra Loher ⚖ 142,8 kg > 112 kg

Petra ist wohl so etwas wie ein Buddha - zumindest, was ihre Entspannung mit sich selbst angeht. Sie ruht in sich, ist ganz relaxed und will niemandem etwas Böses. Wenn man so will, ist sie heute ein erschlankter, weiblicher Buddha. Aber vor nicht allzu langer Zeit war sie nicht nur mental, sondern auch optisch nahe an der Götzenfigur im Schneidersitz dran. Und genau das war es, was die 39-Jährige sehr belastet hat - im wahrsten Sinne des Wortes. »Ich habe mich so schwer, so richtig erdrückt gefühlt von all den Kilos, die ich mit mir herumgeschleppt habe«, sagt sie heute. Jede Bewegung sei eine Anstrengung gewesen, alles habe sie sehr viel Mühe gekostet, erzählt sie weiter. »Von Lebensqualität konnte da oft keine Rede mehr sein.« Und genau deshalb hat sie sich einen Ruck gegeben, und sich bei *The Biggest Loser* beworben. »Ich brauchte da definitiv Druck, der von außen kommt und Coaches, die mir sagen, was ich tun muss, um ans Ziel zu gelangen. Alleine hätte ich es nicht geschafft, das weiß ich. Ich bin schon an einigen Diäten gescheitert. Früher habe ich mal ein echtes ›Kohlsuppen-Desaster‹ durchgemacht.«

Heute kann sie herzlich darüber lachen, aber das war natürlich nicht immer so. Wenn man dick ist, immer wieder versucht abzunehmen, es aber nicht schafft, ist man schon einem großen Leidensdruck ausgesetzt. Petra weiß das und kann ein Lied davon singen.

Zu hundert Prozent ist Petra auch heute noch nicht mit ihrem Körper zufrieden, sie stresst sich aber nicht, nimmt peu à peu immer mehr ab. »Aber, ganz ehrlich, nach der Show alleine weiterzumachen, das war erst einmal eine Herausforderung«, meint sie. Nach der Show, so sagt sie, sei es gar nicht so einfach gewesen, weiterhin diszipliniert zu sein und die Sache alleine durchzuziehen: »Wenn dir keiner sagt, wie und wann du etwas zu tun hast, dann musst du das selbst in die Hand nehmen, dich selbst in Disziplin üben.« Das war ein Prozess, der Petra nicht so leicht von der Hand gegangen ist. Irgendwann aber hat sich bei ihr der Schalter umgelegt: Neue Essgewohnheiten, mehr Sport, Bewegung in den Alltag integrieren – das wurden alles Automatismen, heute ist es Normalität für die Bayerin. »Man muss erstens einfach dran bleiben und sich jeden Tag neu motivieren und zweitens einfach nur an sich glauben und begreifen, dass man mehr drauf hat, als man manchmal denkt.« So macht Petra auch anderen Leuten Mut, es mit dem Abnehmen zu versuchen. Und dann hat sie noch einen ultimativen Tipp für alle, die vergeblich versuchen Gewicht zu verlieren: »Holt euch Hilfe, auch im Alltag. Das geht zum Beispiel durch Coaches, aber auch durch Ernährungs- und Selbsthilfegruppen.« Sie erklärt: »Der Austausch mit anderen Menschen ist einfach sehr wichtig und kann motivierend wirken. Ich schätze das sehr und besuche immer wieder verschiedene Gruppen. Das werde ich ein Leben lang so weitermachen, um am Ball zu bleiben.«

Petra macht den Menschen aber noch auf einer ganz anderen Ebene Mut: Sie arbeitet als Astrologin und spiritueller Lebenscoach, ist so eine Art Wahrsagerin. Natürlich schaut sie nicht in eine Kristallkugel und erzählt den Leuten irgendetwas. Sie arbeitet stattdessen mit Hilfsmitteln, wie etwa Tarotkarten oder einem Computerprogramm, mit dem sie für ihre Kunden die individuellen Sternkonstellationen berechnen kann. Schon als Kind, so sagt sie, habe

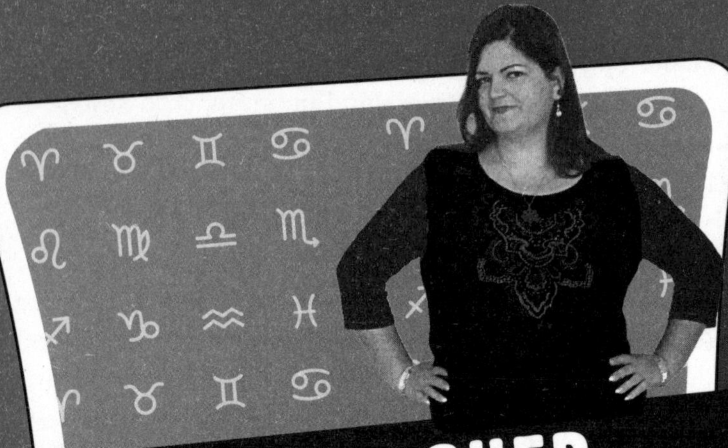

PETRA LOHER

Geburtsdatum: 25.06.1975

Beruf: Astrologin und spirituelle Lebensberaterin

Familienstand: ledig

Wohnort: Kirchdorf am Inn (Bayern)

Größe: 1,70 Meter

Höchstes Gewicht: 142,8 Kilo

Aktuelles Gewicht: 112 Kilo

Ich habe bei *The Biggest Loser* mitgemacht, weil …
ich mein Leben von Grund auf verändern wollte.

Mein Lebensmotto: Träume nicht dein Leben, sondern lebe deinen Traum.

sie sich zu spirituellen Dingen hingezogen gefühlt. Das ist bis heute so geblieben. »Ich mache das total gerne, viele Leute kommen mit Fragen zu mir, ich kann ihnen dann verschiedene und neue Perspektiven aufzeigen.« Petra kann den Menschen nur sagen, was sie sieht. Wenn sie zum Beispiel die Tarotkarten legt, dann nach verschiedenen Mustern. So ist es ihr möglich, Aussagen über die Vergangenheit, die Gegenwart und die Zukunft ihres Gegenübers zu treffen. Und, was interessiert die Leute am meisten? »Viele kommen mit Fragen zu ihrer Zukunft zu mir«, sagt Petra. »Dann geht es darum, ob man den Job bekommt, den man gerne haben möchte oder aber, ob man finanziell abgesichert ist.« Petra kann den Menschen natürlich nichts Konkretes sagen, zum Beispiel, dass sie in drei Jahren Millionär sein werden. Aber anhand ihrer Tarotkarten kann sie Aussagen darüber treffen, ob die Zukunft finanziell betrachtet unter einem guten oder einem schlechten Stern steht. Und apropos Stern: Das Kerngeschäft von Petra ist immer noch die Astrologie, Sternzeichen sind ihr Fachgebiet. »Ich schaue mir das Sternenbild zum Zeitpunkt der Geburt meines Kunden an und weiß dann schon so einiges über diesen Menschen«, sagt sie. Aufbrausend, ruhig, charismatisch oder verschwenderisch – für diese Charaktereigenschaften gibt es schon Hinweise im Sternenbild, versichert Petra. »Die Leute sind oft überrascht, dass ich so viel über sie weiß, obwohl ich sie doch eigentlich gar nicht kenne«, sagt sie.

Oft kann Petra den Menschen Positives mit auf den Weg geben, ihnen verschiedene Möglichkeiten aufzeigen, wie sie künftig handeln können. Manchmal ist es aber auch so, dass sie den Menschen Dinge sagen muss, die sie nicht so gerne hören wollen. Zum Beispiel beim Thema Liebe. »Viele Leute wollen wissen, wann sie denn nun endlich ihren Traumpartner finden«, sagt sie. »Und wenn ich dann aus den Sternen oder den Karten lese, dass das in naher Zukunft wahrscheinlich erst mal nicht der Fall sein wird, sind manche Leute dann schon schwer enttäuscht.« Trotzdem sagt Petra ihren Kunden auch diese Dinge, denn sie will unbedingt ehrlich sein und den Menschen auf keinen Fall etwas vom Pferd erzählen. »Und wenn ich in einem Bereich nicht so viele positive Signale für die Zukunft sehe, dann aber in einem anderen. Oft ist es so, dass jemand erst einmal einen neuen Job findet und damit richtig happy ist. Da bleibt dann halt auch keine Zeit für die Liebe«, sagt sie und lächelt beseelt.

Was auffällt: Petra ist durch und durch positiv. Selbst wenn sie schlechte Nachrichten übermitteln muss, findet sie noch eine positive Betrachtungsweise und schafft es, den Menschen Mut und Zuversicht zu geben. Das ist eine Gabe, die nicht jeder Mensch besitzt. Petra aber geht positiv durchs Leben und steckt mit ihrer guten Energie ihre Kunden und Freunde einfach an. Manchmal kann es so einfach sein. Das wird auch deutlich, als es um ihren Musikgeschmack geht: »Ich mag alles, kann mich für ganz viele Musikstile begeistern. Ich tanze gerne zu Zumba®-Musik, aber Helene Fischer mag ich auch sehr.« Und, welche Art von Musik ist richtig blöd? »Gar keine«, sagt sie. »Vielleicht kann ich mit einer bestimmten Stilrichtung nicht so viel anfangen, andere Menschen aber schon. Ich will nicht immer alles bewerten und vor allem nicht negativ. Wenn mir etwas nicht gefällt, muss ich ja nicht gleich so richtig schlecht darüber sprechen.«

Mal abgesehen von negativen Dingen spricht Petra offen und gerne über sehr viele Dinge. So zum Beispiel auch über das Thema Liebe. Wie sieht es denn da bei ihr selbst gerade aus? »Leider mau im Moment«, sagt sie und lächelt. Dann eine kurze Pause, bevor sie erklärt: »Ich hätte schon wirklich gerne einen Partner, jemanden, mit dem ich mein Leben teilen kann. Das ist ein sehr großer Wunsch von mir.« Und selbst das sagt sie mit einer großen Ruhe und Gelassenheit. Und, wer weiß, vielleicht hat sie sich da ja auch schon einmal selbst die Karten gelegt, weiß ungefähr, wann die Chancen gut stehen, jemanden zu treffen – und will sich hier aber wortwörtlich nicht in die Karten schauen lassen. Es sei ihr gegönnt. Dann erzählt sie noch, dass sie in Sachen Liebe und Partnersuche nun schon viel entspannter sei als früher: »Da war natürlich auch ein negatives Körpergefühl ein Hindernis«, sagt sie. »Wenn ich mich selbst nicht wohl fühle, strahle ich das ja auch aus. Heute bin ich viel zufriedener mit meinem Körper. Das merken auch die Leute, manchmal auch der ein oder andere Mann, und dann bekommt man schon auch mal ein Kompliment«, freut sich Petra.

PETRAS ABNEHM-MANTRA

»Das Wichtigste ist, sein Essverhalten und auch das eigene Leben auf Dauer umzustellen. Schnelle Diäten bringen nichts, da schlägt der Jo-Jo-Effekt dann zu. Ein langer Atem, andauernde Veränderungen und Geduld – das ist der Weg zum Erfolg.«

Komplimente heimst die 39-Jährige mit dem warmen Lächeln und dem schokobraunen Haar mittlerweile auch für ihre Bauchtanz-Künste ein. Bauchtanz? Ja, genau: Petra macht viele Dinge, die eher außergewöhnlich sind,

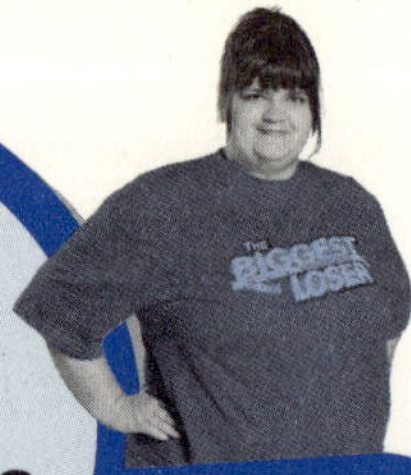

Petras Top 5 Abnehmtipps

1. Viel trinken! Am besten Wasser.
2. Frisches Obst und Gemüse essen. Das ist gesund, gut für den Körper und meistens auch kalorienarm.
3. Verbiete dir nicht alles, verzichte nicht auf dein deftiges Lieblingsessen. Iss es nur nicht jeden Tag.
4. Übertreibe es nicht, der Weg ist das Ziel.
5. Der Kopf muss mitspielen, die richtige mentale Einstellung ist sehr wichtig.

sie passt nicht ins Schema X. Durch ihre Gewichtsabnahme ist sie nun auch beim Tanzen viel freier, viel mehr sie selbst, erzählt sie. Man merkt, immer wenn sie auf ihre früheren Pluskilos zu sprechen kommt, wird sie ein bisschen ruhiger, vielleicht auch ein klein wenig traurig. Denn erst heute, rückblickend, hat sie begriffen, »wie sehr mich mein Übergewicht förmlich runtergezogen und erdrückt hat.« Sie sei viel träger gewesen und im Alltag faktisch behindert: Treppen, lange Fußwege, große Distanzen: Das alles waren mit dreißig Kilogramm mehr auf den Rippen schier riesige Herausforderungen. Heute ist das ein Klacks und ganz selbstverständlich für sie. Vielleicht ist sie manchmal ein wenig traurig darüber, dass sie noch nicht früher erkannt hat, dass ihr eine Veränderung gut tut.

Aber, darüber nachzudenken ist müßig. Heute ist Petra fit, sie fühlt sich wohl. Nur darauf kommt es an. Und, wie sieht es mit der Zukunft aus? Hat sie, auch ohne ihre Karten oder die Sterne zu befragen, genaue Vorstellungen, was sie bald in Angriff nehmen will? »Erst einmal möchte ich natürlich so weitermachen, wie in den letzten Monaten: Ich habe in meinem Leben einiges grundlegend verändert, das gefällt mir sehr gut, so will ich weiterleben. Und dann habe ich noch einen ganz konkreten Berufswunsch: Wenn es möglich ist, würde ich sehr gerne eine Ausbildung zur Kunsttherapeutin machen«, sagt sie und schiebt hinterher: »Das ist ein Gebiet und eine Arbeit, die mich sehr fasziniert. Sich durch Kunst auszudrücken, ist etwas ganz Tolles. Und da ich selbst eine kreative Ader habe, würde der Job sehr gut zu mir passen.«

Für Petra heißt es nun also Schritt für Schritt: Ihr Abnehmziel nicht aus den Augen verlieren, die Augen nicht vor möglichen Traumprinzen verschließen und dann auch noch auf zu neuen beruflichen Ufern schwimmen. Petra ist jemand, der sich viel vornimmt. Sie ist aber auch jemand, der die Ruhe und Geduld in Person sein kann. Schritt für Schritt statt ratzfatz und alles auf einmal. Das ist eine Herangehensweise, die Petra nicht nur in ihrem Alltag, sondern auch beim Abnehmen hilft.

Fridge

Zu Gast in Petras Küche

Das steht immer in ihrem Kühlschrank:

WASSER, viel Wasser! Zum Abnehmen ist es das beste Getränk.

BUTTER. Ich weiß, das ist gar nicht gut zum Abnehmen. Aber mit Butter schmeckt alles einfach viel besser.

MARMELADE. Die mache ich gerne selbst. Auch hier achte ich nicht auf Kalorien.

SALAT UND GEMÜSE. Frische Zutaten sind immer gut!

94

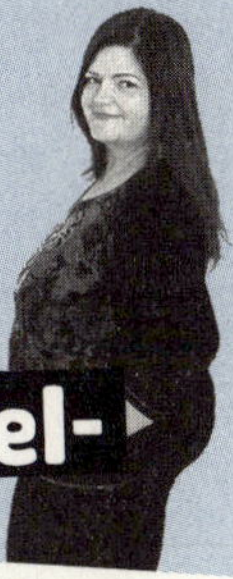

Petras Geheimrezept für den Winter

Kürbis-Zimt-Apfel-Marmelade

Zutaten

1 kg Hokkaido-Kürbis
500 g Äpfel
etwas Wasser
oder Orangensaft
5 EL Zimt
500 g Gelierzucker

Die mache ich immer selbst. Den Kürbis und die Äpfel waschen, entkernen und würfeln. Beides in einen Topf geben, mit Wasser oder Orangensaft bedecken, den Zimt hinzufügen und alles einkochen. Dann mit reichlich Zucker gelieren. Hier kann man schon etwas weniger nehmen als empfohlen. Zu wenig aber auch nicht, sonst wird kein ordentliches Gelee aus der Masse.

Und wenn mal was bestellt wird ...

Dann am liebsten indisches Essen. Ich liebe das in allen Varianten! Ein ordentliches Curry ist schon etwas Tolles, das könnte ich fast jeden Tag essen.

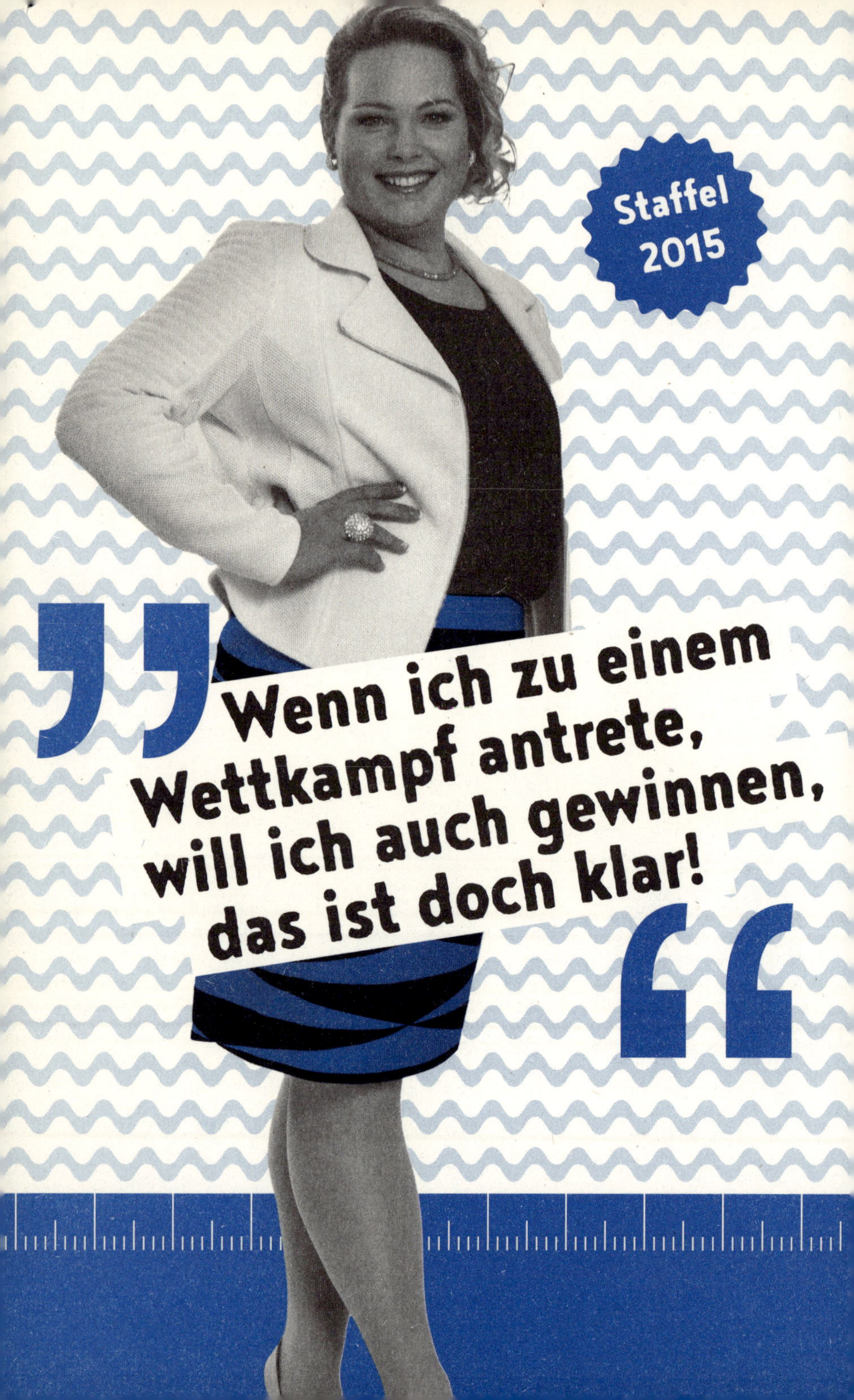
Staffel
2015
„Wenn ich zu einem Wettkampf antrete, will ich auch gewinnen, das ist doch klar!“

Martina – Die Wettkämpferin, die sich freigeschwommen hat

Fit, fokussiert, fair – Martina ist Sportlerin durch und durch, der Wettkampf ist ihr Daseins-Modus. Aber die 31-Jährige hat auch Nehmer-Qualitäten: Martina ist die Erste, die einem anderen zum Sieg gratuliert. Nach >The Biggest Loser< will sie sich nun einen lang gehegten Traum erfüllen.

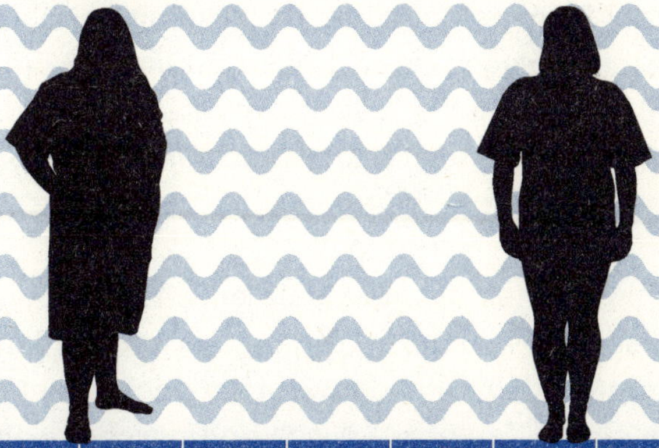

Höchstes Gewicht: **144,0 kg** Aktuelles Gewicht: **88,0 kg**

Blau-weiß gestreift, kurze Ärmel, fließende Baumwolle, Knielänge: So sieht Martinas Lieblingskleid aus. Die Begeisterung in ihrer Stimme kann sie nicht verbergen, als sie von dem Matrosenlook-Kleid erzählt, so sehr freut sie sich darüber, dass sie nun Schnitte und Farben tragen kann, von denen sie früher nur träumen konnte. »Dünne Menschen können sich gar nicht vorstellen, wie es ist, nicht von der Stange einkaufen zu können. Immer nur in Übergrößen-Läden, immer nur die gleichen Schnitte, das kann ganz schön ätzend sein.«

Ihre alte Garderobe, bestehend aus XXL-Klamotten und weiten Schnitten, hat sie nach *The Biggest Loser* komplett ausgemistet: »Ich will in diese Klamotten nie wieder reinpassen, das ist Vergangenheit.« Martina fühlt sich nun so richtig wohl in ihrem Körper, strahlt das auch aus. Bei der Finalshow der siebten Staffel konnte ihr jeder dabei zusehen: Im stylischen Businesslook - weißer Blazer, kurzer Rock, schicke Pumps - kommt sie auf die Bühne, tanzt zur Musik, versprüht Lebenslust und strahlt mit den Studioscheinwerfern um die Wette. Ein ganzer Martina-Fanblock ist gekommen, über zwanzig Menschen tragen rote T-Shirts mit ihrem Namen darauf, in der ersten Reihe feuern sie Vater Manfred und Mutter Brigitte laut an. »Das war schon ein ganz besonderer Moment«, sagt sie heute.

Martina hat es bis ins Finale geschafft, gewonnen hat schließlich ein anderer. Die 31-Jährige hat das sportlich genommen. Und das, obwohl sie doch eine Wettkämpferin, eine »Kampfsau durch und durch« oder gar »der weibliche Hulk« ist, wie es ihre Konkurrenten aus der

Staffel 2015 augenzwinkernd und nicht ohne Respekt ausdrücken. Ihr Kampfgeist kommt nicht von ungefähr, Martina ist ihr Leben lang schon Sportlerin. Ihre Leidenschaft ist das Wasser, die junge Frau ist nicht nur Kampfsau, sondern auch Wasserratte. »Das ist mein Ein und Alles, ohne Schwimmen kann ich nicht«. Als sie zwölf Jahre alt war, hat sie Schwimmen sogar als Leistungssport betrieben, fünf bis sieben Mal in der Woche trainiert. Sechs Jahre lang zog sie dieses Pensum durch, mit 18 war dann allerdings Schluss. Zu viel Stress und Belastung neben dem Studium.

Abseits vom Leistungssport blieb sie dem Schwimmsport dennoch erhalten, bis heute nimmt sie an Wettkämpfen und Amateur(Masters)-Meisterschaften teil. »Im Wasser fühle ich mich wohl, das ist ganz klar mein Element. Wenn ich im Wasser bin, dann geht es mir gut.« Es ist bezeichnend, dass *der* Moment, in dem ihr klar wurde, dass sie etwas verändern muss, dass sie zu viele Kilos auf den Rippen hat, auch beim Schwimmen passiert ist. Genau genommen noch vor dem Schwimmen, nämlich beim Sprung ins Wasser: Martina steigt auf den Startblock, will sich bücken, in die Absprungposition gehen. Sie merkt: Das geht nicht mehr! Ihr Bauch ist ihr beim Hinunterbücken im Weg, mit ihren Händen kann sie nicht mehr den Start-

MARTINAS ABNEHM-MANTRA

»Kleine Schritte sind große Schritte: Zwei Kniebeugen sind besser als keine, die Treppe ist besser als der Lift. Selbst die kleinste Veränderung bringt dich deinem Ziel ein Stückchen näher.«

block berühren. »Da war mir sofort klar: Ich muss etwas ändern. Und zwar so schnell wie möglich.« Mit Diäten hatte sie nie wirklich Erfolg gehabt, vom Jo-Jo-Effekt kann sie viele Lieder singen. Nach dem »Bauch-Erlebnis« kam ihr die Idee, sich bei *The Biggest Loser* anzumelden.

Dass sie tatsächlich ausgewählt werden würde, damit hatte sie nicht gerechnet. Umso größer der Schock, als sie die Zusage bekam: »Da kam dann erstmal Panik auf. Ich meine, sich als dicker Mensch tatsächlich halbnackt vor der gesamten Nation zu präsentieren, dafür braucht man eine ordentliche Portion Mut. Fast hätte ich einen Rückzieher gemacht – ›Ich bin doch nicht verrückt‹, habe ich mir gesagt«. Aber, und da kommt wieder ihr Sportsgeist durch, was Martina anfängt, das bringt sie auch zu Ende, das zieht sie durch. Heute ist sie absolut happy, dass sie dabei sein konnte. In der Finalshow sagt sie unter Tränen, sie sei unendlich dankbar, ein neues Leben habe begonnen. »Rückblickend«, so sagt sie, »habe ich total viel über mich selbst gelernt, ich weiß jetzt, dass ich an mich selbst glauben kann, mir mehr zutrauen kann, als ich dachte.« Und auch wenn sie von den Reaktionen nach der Show erzählt, kommt sie ins Schwärmen: »Königsbronn, der Ort, wo ich lebe, ist sehr klein. Da kennt man sich, da wird man auch von der Supermarkt-Kassiererin auf *The Biggest Loser* angesprochen. Ich habe echt nur positives Feedback bekommen, viele machen mir tolle Komplimente.«

Martina ist aber nicht nur eine Frau die neuerdings mit Komplimenten überhäuft wird, Martina ist auch eine, die angreift: In der Show steckte sie bei den Sport-Challenges die Jungs oft locker in die Tasche, kletterte als Zweite eine steile Bergwand an einem Seil hoch, und auch in ihrem Leben nach *The Biggest Loser* will sie es nun wissen.

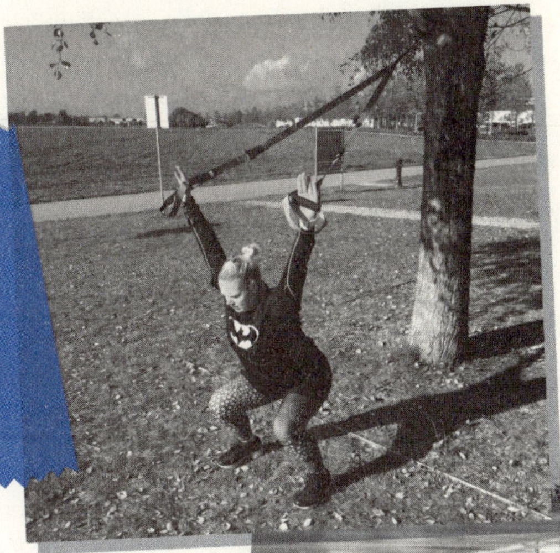

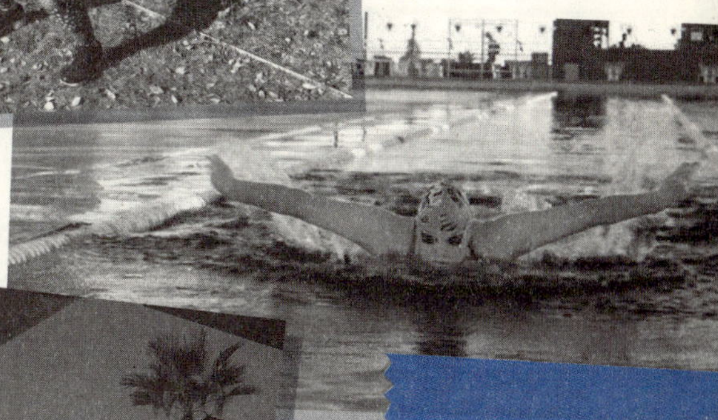

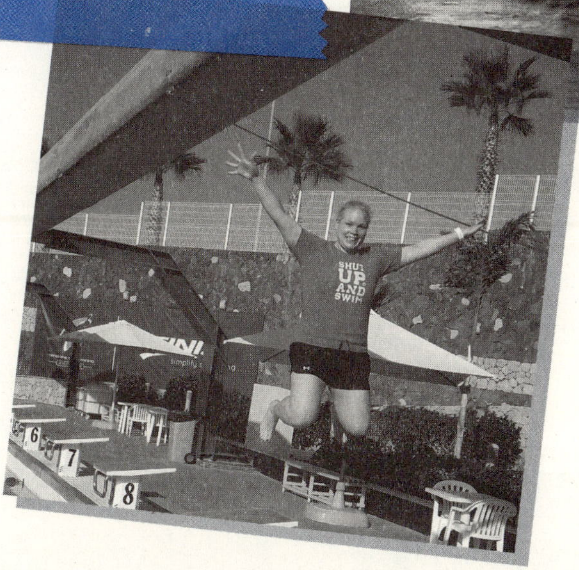

MARTINA NOWACKI

Geburtsdatum: 26.11.1985

Beruf: Projektleiterin

Familienstand: ledig

Wohnort: Königsbronn (Heidenheim an der Brenz)

Größe: 1,70 Meter

Höchstes Gewicht: 144,0 Kilo

Aktuelles Gewicht: 88,0 Kilo

Ich habe bei *The Biggest Loser* mitgemacht, weil … ich von Herzen gerne schwimme und mir den Traum von den Deutschen Masters Meisterschaften erfüllen wollte!

Mein Lebensmotto: Wer kämpft kann verlieren. Wer nicht kämpft hat schon verloren.

Bald steht die Schwimm-Weltmeisterschaft der Amateure (Masters) an, gerade trainiert sie intensiv und bereitet sich auf das Event vor, sogar ein Trainingslager in Spanien hat sie schon hinter sich. Ihr Ziel: »Ich möchte in die Top Ten!« Am liebsten schwimmt sie die zweihundert Meter Lagen: »Das sind dann jeweils eine Bahn Schmetterling, Rücken, Brust und Freistil«, erklärt sie. Und ihre Lieblingsdisziplin? »Schmetterling«, kommt es wie aus der Pistole geschossen. Ausgerechnet! Das ist die anstrengendste der vier Disziplinen, aber Martina liebt Herausforderungen.

Und wie entspannt sie sich? Nur Powern geht ja auch nicht. Mit Yoga vielleicht? Vehementes Kopfschütteln »Bloß nicht! Das ist nichts für mich. Viel zu wenig Action.« Wenn Martina mal relaxt, dann auf dem Sofa, beim Sport muss es immer hoch hergehen. Und wenn sie auf der Couch lümmelt, mittlerweile nicht mehr mit einer Tüte Chips, sondern mit Nüssen, Möhrchen oder Paprikastreifen. Aber, wenn sie ehrlich ist, kommt auch das gar nicht so oft vor, Sofa-Zeit ist eher selten. »Meine Mutter ist der festen Überzeugung«, sagt Martina und fängt laut an zu lachen, »dass ich überhaupt keine Wohnung brauche. Ich sei ja sowieso nur unterwegs und nie zu Hause.« Sie überlegt kurz und ergänzt: »Da ist schon was dran. Ich bin immer on tour, entweder im Becken, auf der Arbeit, abends beim Zumba® oder mit meinen Mädels unterwegs.« Anders ausgedrückt: Marina hat Hummeln im Hintern und Power ohne Ende. Als sie dann einen typischen Tagesablauf von sich schildert, bekommt man eine Ahnung, wie sehr sie gerade auf Zack ist: Martina, die als Projektleiterin in einer großen Firma arbeitet, steht unter der Woche immer um fünf Uhr auf. Dann erstmal die Sportklamotten an, ein kleines Frühstück und ab ins Fitnessstudio. Gegen acht schlägt sie bei der Arbeit auf, gegen siebzehn Uhr macht sie Feierabend. Anschließend gehts in die Schwimmhalle oder zum Zumba®-Kurs (»Ich liebe die lateinamerikanische Musik!«), gegen acht ist sie dann meistens zu Hause. Wenn dann keine Verabredung mit Freunden im Kalender steht, geht es - endlich und verdientermaßen - aufs Sofa. Man kann sich vorstellen, dass Martina nachts gut schlafen kann. Powerfrau ist ein Begriff, der viel zu häufig genutzt wird - auf Martina passt er wie die Faust aufs Auge.

Als Sportlerin ist Martina natürlich auch mit Leib und Seele Wettkämpferin. »Wenn ich zu einem Wettkampf antrete, will ich auch gewinnen, das ist doch klar.« Bei *The Biggest Loser* haben das die anderen Kandidaten manchmal öfter zu spüren bekommen, als ihnen lieb sein dürfte. Die ehrgeizige 29-Jährige schnitt bei den Challenges immer gut ab, hatte oft die Nase vorn und ließ auch die Männer hinter sich. Auch in diesem Sinne ist Martina also eine Powerfrau, ist dabei aber immer auf Augenhöhe und schwimmt, im wahrsten Wortsinn, manchmal sogar davon.

Aber, immer nur nach vorn, immer nur Vollgas, das beschreibt Martina auch nicht unbedingt. Sie hat auch eine ruhige, nachdenkliche Seite. Das wird klar, als sie über einen Aha-Moment spricht, den sie während der Show hatte. »Einer der besten Tipps, die mich total beeindruckt haben, kam von einem der Coaches«, sagt sie. »Egal was ist, bleibe positiv und glaube an dich - das hat er uns immer mit auf den Weg gegeben.« Und tatsächlich, in der Show, egal ob bei Challenges oder beim Durchhalten einer Diät, hat sie gemerkt, dass es vor allem diese beiden Dinge sind, die ihr helfen: Positiv sein und an sich selbst glauben. Früher, so sagt sie, sei das keine Selbstverständlichkeit für sie gewesen: »An mich

Martinas Top 5 Abnehmtipps

1. Kleine Ziele setzen.
2. Sich auch mal etwas gönnen können und in Maßen genießen.
3. Sport und Bewegung in den Alltag integrieren: Treppe statt Aufzug.
4. Positiv bleiben. Erfolge statt Misserfolge sehen.
5. Trau dir etwas zu. Du kannst mehr, als du denkst.

glauben? Das hat oft nicht so gut geklappt.« Heute hat sie es geschafft, diese Einstellung in ihren Alltag nach der Show zu integrieren, man denke nur an ihre pickepacke vollen Tage.

Zuerst, das sagt sie dann aber auch, sei das allerdings gar nicht so einfach gewesen. Schließlich ist es etwas anderes, von Coaches gesagt zu bekommen, was man tun soll, oder selbst, ohne einen Tritt in den Hintern, diszipliniert weiterzumachen. Nun weiß Martina, dass sie ihr eigener Motivations-Coach sein kann. Mit dem Mantra, das ihr im Camp mitgegeben wurde, und einem wachsenden Glauben an sich selbst, fällt es ihr kaum noch schwer, ihre Pläne zu verwirklichen. Und vor der Waage hat sie deshalb auch schon lange keinen Horror mehr. In der Show, erzählt sie, sei das schon immer einer der schlimmsten Momente für sie gewesen. »Da habe ich gezittert und ängstlich gehofft, dass ich auch wirklich einige Kilos verloren habe. Ich konnte am Anfang überhaupt nicht einschätzen, wie mein Körper reagiert, wie viel ich tatsächlich abgenommen hatte.« Und auch die Komponente des Sich-Zeigens war nicht das Einfachste für Martina, vielleicht ja auch deshalb, weil sie eine Frau ist. In ihren Augen jedenfalls, geht die Gesellschaft nicht so streng mit dicken Männern wie mit fülligen Frauen um: »Wenn ein Mann einen Bierbauch hat, dann ist er der Kuschelbär. Wenn eine Frau etwas mehr auf den Hüften hat, ist sie schnell eine dicke Kuh.«

Und wenn sie sich etwas wünschen dürfte, was wäre das? »Natürlich der sportliche Erfolg. Ich will bei den Amateur(Masters)-Meisterschaften gut abschneiden.«

Und generell, hat sie einen Lebenstraum? Was würde sie sich von einer guten Fee wünschen? »Ich glaube, da bin ich doch ganz klassisch: Ich wünsche mir einen Partner, später auch eine Familie. Das ist ein großer Wunsch, ein echter Traum. Es gibt natürlich die Angst, dass das nicht in Erfüllung geht.« Beim Ausgehen, beim Flirten, verrät sie dann noch, ergehe es ihr nach den gepurzelten Kilos mittlerweile ganz anders. » Ich merke, dass da auch schon mal ein Blick an mir hängen bleibt, wenn wir unterwegs sind. Früher habe ich verschämt weggeschaut, heute bin ich offen und lächele zurück.« Sie merkt, wie toll es ist, plötzlich eine ganz andere Wirkung zu haben. Das hat nicht nur mit Äußerlichkeiten zu tun, es hat auch etwas mit einer neuen Ausstrahlung, mit einem Wohlfühlen im eigenen Körper zu tun. »Wer positiv ist, strahlt Positives aus.« So einfach kann es manchmal sein.

Bei Martina dürfte es nur noch eine Frage der Zeit sein, bis ihr der Traumprinz über den Weg läuft, denn es müsste schon so einiges schief laufen, wenn die herzliche und starke Sportskanone alleine bliebe. Eine vorsichtige Prognose: Lange muss Martina ihre Bahnen nicht mehr alleine ziehen. Aber eines nach dem anderen, erst einmal gilt es, auf sportlichem Terrain anzugreifen: Training, Training und nochmal Training steht nun auf dem Plan, um ihren Traum von den Top Ten Wirklichkeit werden zu lassen. Na dann: Auf den Startblock, fertig los! Ein dicker Bauch und ihr altes Leben sind ihr schon lange nicht mehr im Weg.

Martina Nowacki 144,0 kg > 88,0 kg

Top oder Flop?

Die Fitness-Version

Formel 1 oder Fußball?

»Fußball! Auf jeden Fall Fußball. Borussia Mönchengladbach ist mein Lieblingsverein, ich war auch schon einmal im Stadion. Bei der EM oder WM bin ich sowieso voll dabei, da muss man einfach mitfiebern.«

Pizza oder Burger?

»Ganz klar, Pizza. Und meine Lieblingspizza ist schon eine kleine Schweinerei: Dönerpizza!«

Hantel oder Hängematte?

»Hantel. Auf jeden Fall! Ich bin ein total aktiver Mensch.«

Fitnessstudio oder Yoga?

»Ganz eindeutig das Fitnessstudio. Mit Yoga kann ich nicht so viel anfangen, das ist mir zu wenig Action, das ist mir irgendwie zu ruhig.«

Kraft- oder Ausdauertraining?

»Puh, das ist schwierig. Ich mache beides gerne. Im Zweifel würde ich mich aber für Ausdauer entscheiden.«

Schweinehund oder Rampensau?

»Ha! Das ist eine witzige Frage. Ich würde sagen, den Schweinehund bekämpfe ich mittlerweile ganz gut. Und Rampensau? Nee, das bin ich nicht.«

Obst oder Gemüse?

»Obst! Obwohl es natürlich auch viel leckeres Gemüse gibt.«

Die Dreifach-Mama Andrea hat ihr positives Lebensgefühl wiedergefunden – mithilfe ihrer Familie, regelmäßigen Laufeinheiten und einer ausgeklügelten Ernährung.

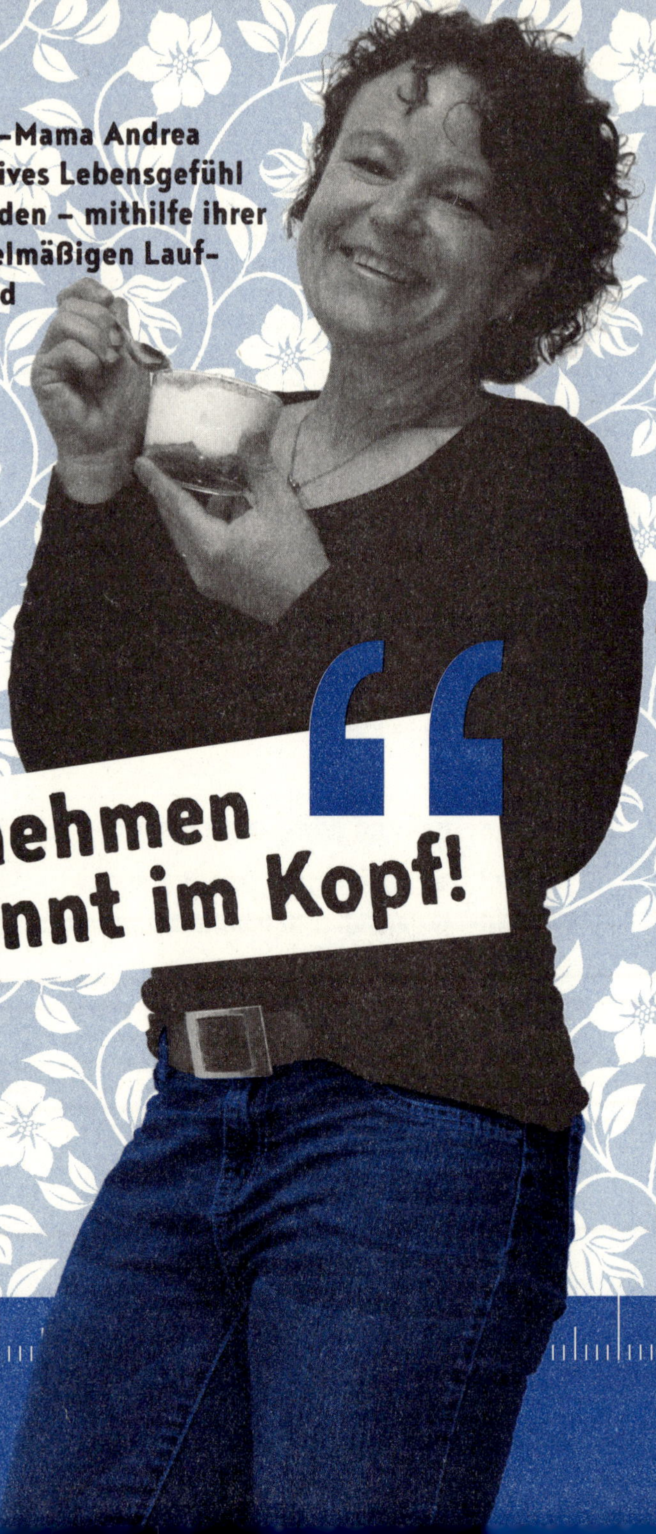

„Abnehmen beginnt im Kopf!“

Andrea – Die Low-Carb-Bäckerin aus Österreich

Staffel 2015

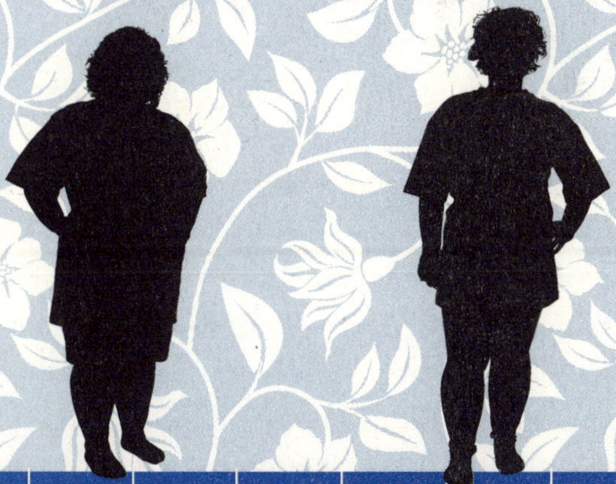

Höchstes Gewicht: **115,0 kg**

Aktuelles Gewicht: **58,0 kg**

Spanien, die Coaches und besonders Ramin. Daran muss Andrea Hofer spontan denken, wenn sie ihre Teilnahme an der *The Biggest Loser*-Staffel 2015 vor Augen hat. Während ihr von einem der Fitnesstrainer noch die aufmunternden Worte »Ändern kannst nur du was!« nachklingen, hat sie von seinem Kollegen Ramin Abtin immer noch folgendes Mantra präsent: »Der Körper kann sieben Mal mehr als es einem der Kopf erlaubt!« Das motiviert Andrea auch heute noch fast täglich. »Du musst deinen Kopf ausschalten und dann geht alles fast von allein«, sagt sie. Heute läuft die Österreicherin so auch mal einfach 120 Kilometer. In 22 Stunden. »Wenn ich mir etwas vornehme, dann mache ich das auch - es sei denn, ich breche mir unterwegs ein Bein«, erklärt sie und das klingt ganz schön resolut.

Vor ihrer Teilnahme an *The Biggest Loser* wäre diese Willenskraft undenkbar gewesen. Im Camp in Andalusien brachte Andrea beim Wiegen zum Start noch 112,1 Kilogramm auf die Waage. »Es war einfach an der Zeit, dass ich etwas ändere«, sagt sie. »Ich war früher sehr lustig, sehr selbstbewusst. Mit jedem Kilo, das dazukam, ist das einfach ein bisschen weniger geworden.« All die Diäten zuvor und Versuche, abzunehmen, hielten nie längerfristig an. Es lief eher nach dem Muster: Eine Woche durchhalten und dann ist es vorbei und alles wird wieder drauf gefuttert. Den Ausschlag für die Teilnahme gab letztendlich ihre 17 Jahre jüngere Schwester Marie-Therese, die unbedingt mitmachen wollte. »Ich dachte dann: Vielleicht ist es gar nicht so schlecht, einfach weg zu sein vom Zucker und von den Versuchungen«, sagt Andrea. »Sich einfach mal auf sich selbst konzentrieren! Wir waren dann ganz schön aufgeregt, dass wir als einzige Österreicherinnen mitmachen durften.«

Andrea wohnt zusammen mit ihrem Mann und ihren drei Kindern Daniel (21), Sophie-Marie (19) und Anna (17) in Vöcklamarkt, einem Fünftausend-Einwohner-Dorf in Oberösterreich. Da sie ein absoluter Familienmensch ist, war es für sie im Camp am härtesten, keinen Kontakt zu ihren Liebsten zu haben. »Deine Emotionen sind ganz krass im Camp«, erinnert sie sich. Eigentlich habe sie fast jeden Tag geweint. »Meine Heimat ist mir absolut wichtig und ich bin wirklich so gern zu Hause bei meiner Familie«, erklärt sie. Ihren emotionalsten Moment erlebte die sympathische Österreicherin dann auch beim kurzen Telefonat mit ihrem Mann. »Es hat mir ganz viel Kraft gegeben, nur ein paar Minuten seine Stimme zu hören und zu wissen, dass es allen gut geht«, erzählt sie. Leider musste Andrea schon nach vier Wochen nach Hause fahren! Da die Teamleistung auf der Waage zählte, schnitt sie unterm Strich zu schlecht ab. Sie selbst hätte sich zu dieser Zeit auch gut einen Einzug ins Finale vorstellen können – so viel Power und Energie waren auf einmal da. Mit ihrer kleinen Schwester Marie-Therese hatte sie aber auch eine familiäre Stütze vor Ort. »Sie hat mir immer wieder gut zugeredet und mich getröstet. Sie ist viel stärker als ich, obwohl sie 17 Jahre jünger ist«, erklärt Andrea. Marie-Therese betonte in der Sendung: »Wir sind im Zweierpack sicher stärker als jeder für sich!«

Neben ihrem starken Heimweh haben Andrea aber auch die knallharten Challenges ganz schön zugesetzt. »Meine größten Ängste hatte ich vor dem Wasser«, erzählt sie. »Ich mag das Element Wasser einfach nicht.

Ich würde so gern bei einem Iron Man mitmachen - aber ich weiß nicht, wie ich das mit dem Schwimmen hinkriegen soll.« Vielleicht findet die Powerfrau aber auch dafür noch eine Lösung ...

In ihren vier Wochen im Camp konnte Andrea 15 Kilogramm abnehmen. Ein Anfang. Aber ein sehr richtungsweisender. Denn heute wiegt sie konstant schlanke 58 Kilo! »Ich war bei meiner Ankunft zu Hause so voller Energie und Elan«, erzählt sie. »Da ist was geschehen. Ich habe gespürt, ich kann es schaffen. Ich mache weiter!« Lustig sei es vor allem gewesen, wenn sie Leute traf, die sie ein halbes Jahr nicht gesehen haben - und sie schlicht einfach nicht erkannten.

Die dreifache Mutter sagt von sich selbst, dass sie schon immer ein positiver Mensch gewesen sei. Allerdings sei sie mit den überflüssigen Pfunden auch häufig reizbar gegenüber ihren Lieben gewesen. »Ich bin mit den steigenden Kilos sehr unfair geworden«, erklärte sie auch damals in der Sendung. »Gelingt mir etwas nicht, bin ich frustriert und lasse meine Frustration an Menschen aus, die es eigentlich nicht verdient haben. Das bin normalerweise nicht ich.« Einer der Hauptgründe, weswegen sie unbedingt etwas an sich selbst ändern wollte. Und mit ihrer Reizbarkeit ist es heute auch wirklich vorbei. Andrea kann ihre Energie wieder ganz ihrer großen Leidenschaft widmen: dem Laufen. Die Oberösterreicherin geht fast täglich mit einer Freundin joggen. »Kopf aus und einfach nur laufen, laufen, laufen«, lautet ihr Fitnessmantra. So hat sich Andreas' Fitnesslevel kontinuierlich gesteigert, selbst wenn für sie immer noch Luft nach oben ist. Neben

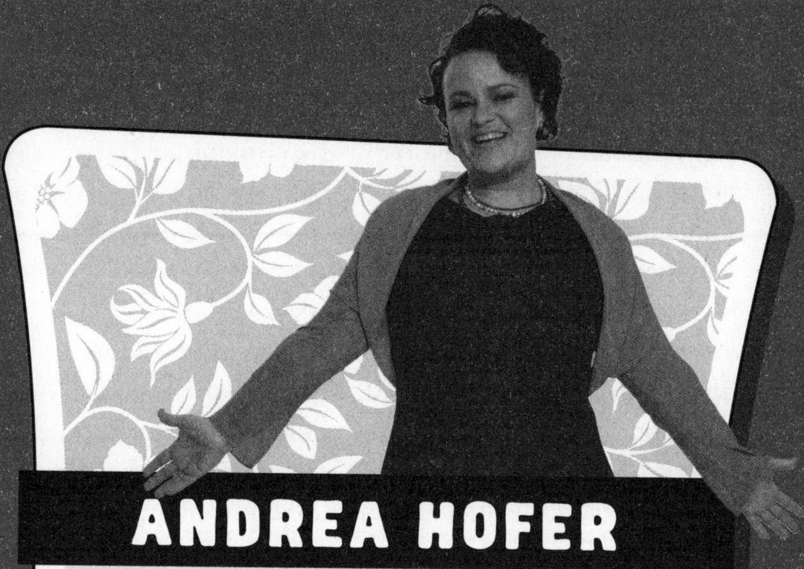

ANDREA HOFER

Geburtsdatum: 30.11.1972

Beruf: Artikelpflege in einer großen Schlosserei

Familienstand: verheiratet, drei Kinder

Wohnort: Vöcklamarkt

Größe: 1,55 Meter

Höchstes Gewicht: 115,0 Kilo

Aktuelles Gewicht: 58,0 Kilo

Meine Teilnahme an *The Biggest Loser* war …
… überraschend. Beworben hatte ich mich aus Jux und Tollerei! Ich habe daher nicht damit gerechnet, dass ich überhaupt angenommen werde!

Mein Lebensmotto: Wenn ich das nicht probiere, werde ich nicht wissen, ob ich es schaffe!

dem Joggen besucht Andrea Kurse im nahe gelegenen Fitnessstudio - vor allem für die Ausdauer. Dabei wird nicht mit Gewichten, sondern vielmehr mit dem eigenen Körpergewicht gearbeitet. Das Fitnessstudio möchte nun sogar Werbung mit ihr machen und sie als Trainerin für eine Art »Hausfrauentraining« gewinnen.

Am Wochenende geht es für sie und ihren Mann zudem gerne rauf auf die umliegenden Berge zum Wandern oder mit dem Fahrrad an einen der vielen Seen ringsum. »Ich liebe einfach die Natur, das ist für mich der schönste Ort überhaupt«, sagt Andrea. Kaffeetrinken in ihrer persönlichen Yin-Yang-Oase im großen Garten - »dort, wo morgens der erste Sonnenstrahl hinscheint« - rangiert aber gleich danach.

Neben dem Laufen in der Natur, hat Andrea ein zweites großes Figur-Geheimnis: Low Carb, kein industrieller Zucker, kein Weißmehl. Keine Ausnahmen - aber tatsächlich auch keine Diät! »Ich mache keine Diät! Ich habe meine Ernährung umgestellt«, betont sie. »Ich würde es als Clean Eating bezeichnen - möglichst viel frisch kochen und keine Fertigprodukte.« Sogar ihre Kuchen sind Low Carb und beim Kaffeeklatsch im Freundeskreis schon heiß begehrt.

Andreas heutiges Lieblingsessen? Gemüse wie Karotten, Kraut und Rote Bete - in jeglicher Zubereitungsform. Außerdem trinkt sie rund vier Liter am Tag, vor allem Wasser und grünen Tee. Das hört sich ganz schön radikal und anstrengend an. Nicht für Andrea! Sie liebt ihre »neue« Art sich zu ernähren tatsächlich. Sie muss sich nicht zwingen und freut sich bei Lust auf etwas Süßes einfach über Quarkcreme mit Früchten und Birkenzucker. Nichts mehr mit Schokolade oder Eis wie früher. Gesüßt werden darf noch, dann aber bitte mit Feige oder Dattel. »Ich habe wirklich noch nie das Bedürfnis gehabt, aufs Alte zurückzugreifen«, betont sie. »Das Gefühl, sich unbedingt einen Eisbecher reinziehen zu müssen, hatte ich seit meiner Ernährungsumstellung noch nie.«

Früher war das natürlich ganz anders! Da wurde oft nicht gefrühstückt, um sich dann mittags bei der Arbeit vor lauter Heißhunger schnell etwas vom Snackautomaten oder aus der Bäckerei zu holen. Da gab es nach einem stressigen Tag immer etwas Süßes als Belohnung: Ein Topfentascherl mit Blätterteig zum Kaffee, einen Krapfen oder einen großen Eisbecher. »Ich bin immer noch ein Vielfraß«, sagt sie lachend. »Aber das *was* ist eben wichtig. « Das *was* habe sich genauso verändert wie das *wann*. Denn heute hat Andrea einen genauen Essenstagesplan: Gefrühstückt wird um neun Uhr und zwar ein Smoothie oder ein Müsli mit

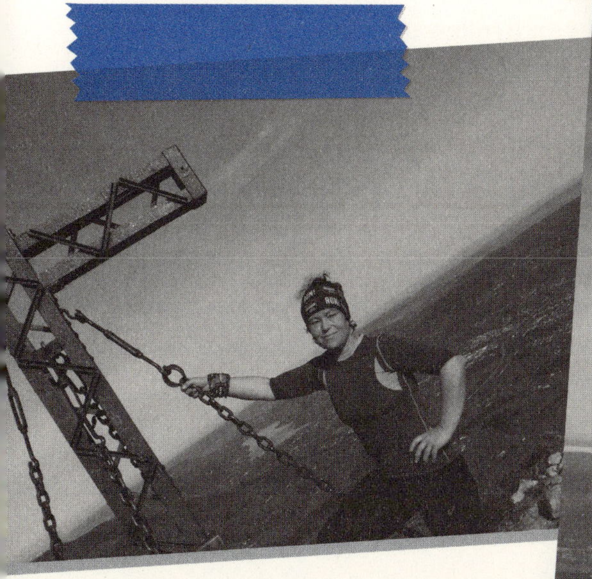

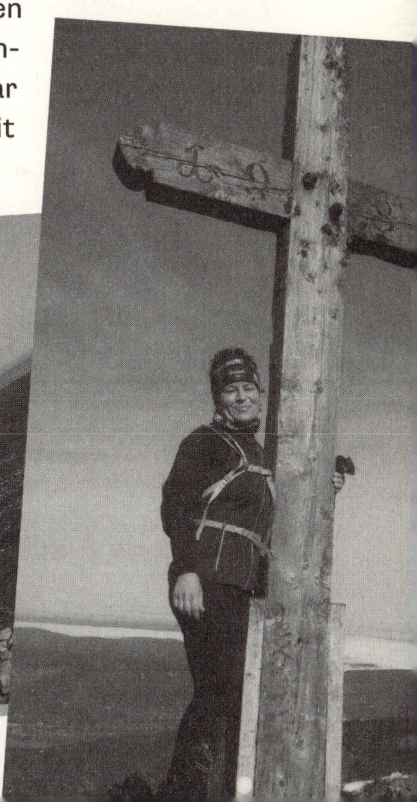

Früchten. Um vierzehn Uhr gibt es gegen das Mittagstief einen Eiweißriegel und Obst dazu. Und das Abendbrot mit der ganzen Familie kommt um siebzehn oder achtzehn Uhr auf den Tisch: zum Beispiel Safran-Hähnchen mit Sahnesauce und Gemüse oder Steak mit Salat und Gemüse oder Kürbis mit Käse überbacken. Abends gibt es alles - nur keine Kohlenhydrate. »Es ist ein Glück, dass wir eine kleine Mühle im Ort haben«, sagt sie. »Die Dinkel- und Vollkornprodukte schmecken sehr lecker.« Denn tagsüber dürfen es hin und wieder durchaus ein paar Kohlenhydrate sein. Aber auf keinen Fall holt sie sich in ihrer Mittagspause einfach schnell was vom Bäcker. Kalorienfalle! Lieber kocht Andrea abends mehr oder separat für sich vor, um immer etwas zur Arbeit mitnehmen zu können.

Auf Light-Produkte kann sie völlig verzichten, Quark und Joghurt kommen ihr nur noch in der Vollfettstufe ins Haus. Irgendwoher muss die Energie ja kommen!

Wenn sie heute einen stressigen Tag hat, geht sie einfach laufen, um sich zu belohnen - laufen, bis der Kopf leer ist. Bei Andrea fängt alles mit der Einstellung an. »Abnehmen beginnt im Kopf«, sagt sie. »Das ist der Anfang von allem.«

Mit ihrer Disziplin in Sachen Sport und Ernährung ist Andrea vielen ein großer Motivator. So hat sich einer ihrer ehemaligen Arbeitskollegen gewichtstechnisch halbiert, ihr Bruder hat dreißig Kilo abgenommen und ihre Tante ebenfalls. »Ich finde das so toll!« erzählt Andrea stolz. Aber nicht nur ihr direktes Umfeld lässt sich inspirieren von so viel Willensstärke, auch viele Mails aus der ganzen Welt erreichen Andrea noch heute. »Neulich erst hat mich jemand aus Island angeschrieben und geklagt, dass es dort mit der Ernährung so schwierig sei«, erzählt sie. Weil so viele von ihr wissen wollen, wie sie es geschafft hat, so kontinuierlich und so konstant abzunehmen, hat die sympathische Österreicherin mittlerweile eine eigene Facebook-Seite nur mit Rezepten gegründet: »Low Carb, fresch and easy«.

In den Genuss ihrer Kochkünste kommt in erster Linie ihre Familie. Zusammen mit ihrem Mann Thomas hat Andrea vor 15 Jahren ein ganz altes Haus in Vöcklamarkt gekauft und renoviert. Dort wohnen auf insgesamt 180 Quadratmetern und zwei Stockwerken neben der fünfköpfigen Familie Hofer noch die beiden englischen Bulldoggen Ami und Tschapka sowie Katze Fiona – und der Streuner Karlheinz schaut auch ab und zu vorbei. Zum Haus gehört ein großzügiger Garten mit Pool, besagtem »Yin-Yang-Kraftplatz« und Terrasse – alles in einer ruhigen Wohnsiedlung gelegen.

ANDREAS ABNEHM-MANTRAS

»Abnehmen beginnt im Kopf. Das ist der Anfang von allem.«

»Der Körper kann sieben Mal mehr, als es einem der Kopf erlaubt!«

Zur Arbeit in einer Schlosserei hat Andrea es nur rund sechs Kilometer. Im Sommer legt sie die natürlich zu Fuß oder mit dem Fahrrad zurück. Im Winter nimmt sie lieber den Audi Kombi der Familie oder den Polo der Tochter. »Das ist voll ab vom Schuss gelegen. Nur Nebenstraßen und ganz ohne Beleuchtung, das ist mir zu dunkel

und unheimlich«, erklärt sie lächelnd. In der Schlosserei betreibt Andrea Systempflege, ist die wertgeschätzte Schnittstelle zwischen Konstruktion und Produktion - und geht seit 15 Jahren sehr gerne hin.
»Ich hab eigentlich alles, was ich brauche. Wir sind alle gesund, das reicht mir«, sagt sie. Aber: »Man hört nie auf

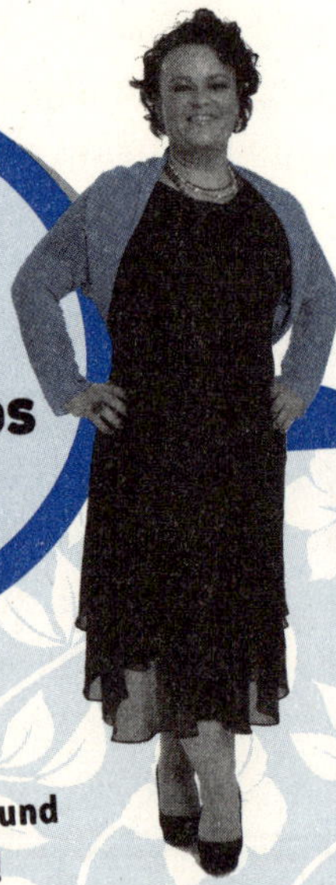

Andreas Top 5 Abnehmtipps

1. Durchhalten!
2. Einfach auf eine ausgewogene und vernünftige Ernährung achten!
3. Setze auf Low Carb, iss kein Weißmehl und keinen industriellen Zucker!
4. Koche dir gesundes Essen für deine Mittagspause bei der Arbeit zu Hause vor!
5. Lass dich vom Essen nicht dominieren!

zu träumen.« Wenn eine Fee da nämlich doch noch einen materiellen Wunsch erfüllen könnte, dann wäre es für die entspannte Andrea ein Dirndl der Münchner Designerin Ophelia Blaimer. Ihre Kleider findet sie ganz außergewöhnlich schön. »Ich habe schon immer Dirndl gehabt«, sagt sie lächelnd. »Nur hab ich darin immer schrecklich ausgesehen.« In ihrer Heimat könne man schließlich auch im Alltag Dirndl tragen. Für ihr Wunschkleid spart Andrea nun, denn das kostet um die Zweitausend Euro. Ansonsten ist sie ein echter Modemuffel, wie sie zugibt. Während sie früher fast nur Schwarz getragen hat, trägt sie jetzt immerhin gern auch mal Farbe. Aber bitte Basics: Jeans zu T-Shirt oder Bluse. »Ich beschäftige mich nicht sehr viel mit meinen Klamotten«, sagt sie. »Wenn mir eine Jeans gefällt und die passt, dann hole ich sie mir gleich in drei Farben.« Ganz pragmatisch. Dass sie bei ihrem Job Arbeitskleidung tragen kann, kommt ihr da auch sehr entgegen.

Sie selbst beschreibt sich als »ehrgeizig und ungeduldig«. »Ich will es schaffen, aber immer viel zu schnell – das trifft auf mein ganzes Leben zu«, sagt sie lachend. »Kennst du das Eichhörnchen aus dem Film *Ab durch die Hecke*? So in etwa!« Freunde schätzen ihre Hilfsbereitschaft und ihren Humor.

Andreas Übergewicht liegt schon in der Kindheit, im Elternhaus begründet. Sie erzählt: »Wir haben uns falsch ernährt. Als Kind gab es immer Semmel mit Extra-Wurst, das einzige Gemüse war die Gurke zwischen den beiden Wurstscheiben.«

Also habe sie auch als Erwachsene erstmal nichts anderes gegessen. Kochen hat sie von ihrer Oma gelernt, die jugoslawische Wurzeln hat. »Die hat auch immer sehr fett und kohlenhydratlastig gekocht«, sagt sie. »Ich liebe ihre Krautwickler!« Die gibt es als Festessen auch heute noch für die ganze Familie - zu den besonderen Anlässen.

Allerdings hat Andrea nicht immer so viel gewogen. Als sie ihren Thomas zum ersten Mal traf, wog sie schlanke 55 Kilogramm. »Seit ich meinen Mann kennengelernt habe, habe ich über fünfzig Kilo zugenommen«, sagt sie. »Man wird einfach bequem, man schaut nicht mehr so auf sich. Man hat die Sicherheit, da ist ein Partner, der liebt mich so wie ich bin. Man wird lax.« Nach der Geburt ihres dritten Kindes brachte sie dann 95 Kilo auf die Waage. Mithilfe von anderen Diätprogrammen hat sie einiges davon sogar wieder abgenommen. Ganz massiv hat sich ihr Gewicht aber erneut verändert, als sie 2013 aufgehört hat, zu rauchen. Von »zwei Packerl« am Tag zu keiner einzigen Zigarette mehr, hat zwischen 20 und 25 Kilo mehr auf die Waage gebracht.

Anfang September 2016 hat Andrea eine Bauchdeckenstraffung vornehmen lassen. Nach ihren drei Schwangerschaften und der starken Gewichtsabnahme war die Haut doch arg in Mitleidenschaft gezogen. Da ihre erste Schwangerschaft ein Notkaiserschnitt war, zog sich eine Narbe quer über den ganzen Bauch, darüber hing die Haut und hat auch immer leicht gescheuert. »Ich hatte das noch nie, dass da nix stört, wenn ich nach unten schaue«, sagt sie. »Ich bin sehr glücklich damit! Die siebenhundert Gramm Haut wären nicht von allein weggegangen.« Deswegen hat die Krankenkasse den Eingriff auch übernommen. Zusätzlich zur Straffung wurden die Bauchmuskeln zusammengenäht, was sie ein paar Monate lang danach sportlich noch etwas eingeschränkt hat. Dennoch war diese Operation für sie die beste Entscheidung überhaupt! »Es ist natürlich eine Definitionssache. Für die einen ist es eine Schönheits-OP, für mich war es eine medizinische Notwendigkeit«, erklärt sie. Die Operation war auch eine Motivation, ihr Gewicht von 58 Kilogramm über den Sommer hinweg zu halten. Denn: Die Krankenkasse hat die Kosten nur bei einem bestimmten BMI übernommen.

Dass Andrea so beharrlich an ihrer Figur arbeitet, darauf ist ihre ganze Familie natürlich mächtig stolz. »Meine Kinder haben früher schon öfters gesagt: ›Mama, du musst abnehmen, du bist zu dick!‹«; erinnert sich das lebensfrohe Familienoberhaupt. Sie selbst hatte von außen aber keine Kritik wahrgenommen. Auch als dicker Mensch habe sie beruflich Ansehen genossen und hatte immer eine positive Lebenseinstellung. Nach *The Biggest Loser* ist einfach alles wieder entspannter geworden«, sagt sie. Sodass sie ihre Lebensfreude auch wirklich genießen und von Kopf bis Fuß ausstrahlen kann! »Das Beste an *The Biggest Loser* war für mich, zu sehen, dass ich alles schaffe, was ich will. Und die Erkenntnis: Ich kann mir viel mehr zutrauen, als ich denke!«

Andrea Hofer 115,0 kg > 58,0 kg

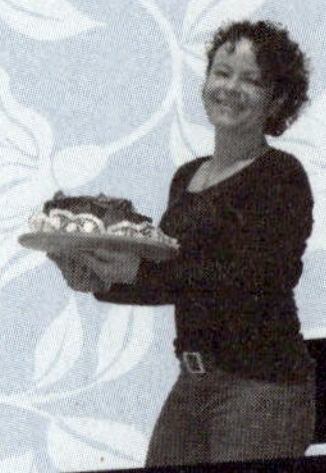

Low-Carb-Brombeer-Käsekuchen

Für den Teig das Ei mit dem Zucker aufschlagen. Danach alle trockenen Zutaten dazugeben und unterrühren. Bei 160 °C etwa 10 Minuten backen.
Für die Füllung alle Zutaten zu einer cremigen Masse verrühren und auf den vorgebackenen Boden geben.

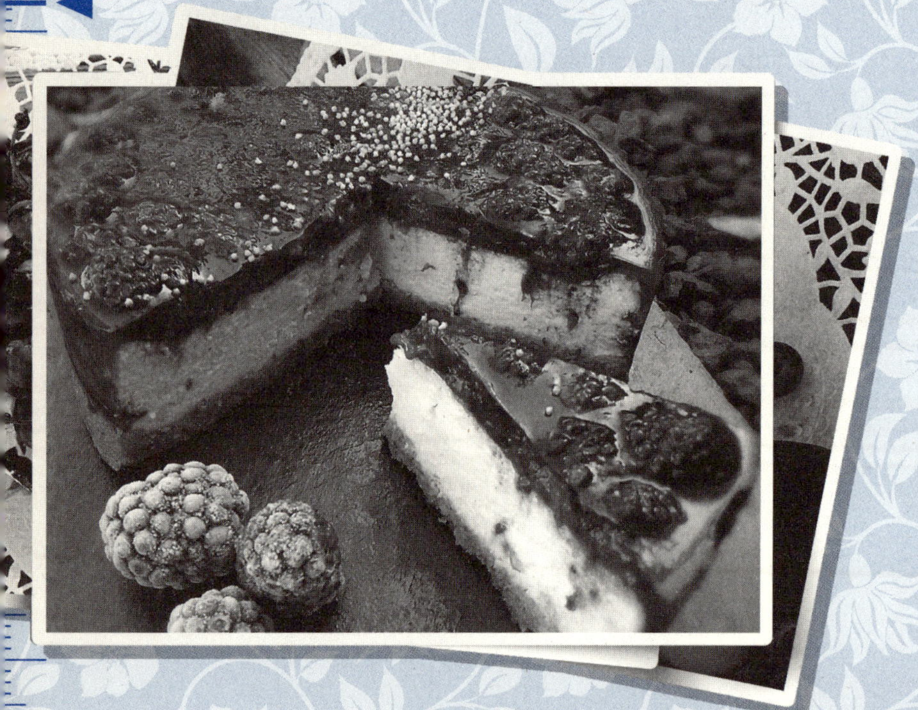

Für eine Tortenform mit 20 cm Durchmesser:

Für den Teig
1 Ei
1 EL Birkenzucker
Mark von 1/2 Vanilleschote
40 g gemahlene Mandeln
20 g Vanille-Proteinpulver
1 Messerspitze Backpulver

Für die Füllung
200 g Frischkäse
250 g Quark
2 Eier
50 g Birkenzucker
20 g Vanille-Proteinpulver
20 ml zuckerfreier Vanillesirup

Für den Beerenguss
200 g Brombeeren
etwas Zitronensaft
etwas Zimt
1 EL Birkenzucker
3 Blatt Gelatine

Etwa 40 Minuten fertig backen und danach mindestens 1 Stunde auskühlen lassen.

Die Brombeeren für den Guss mit den restlichen Zutaten aufkochen, die Gelatine nach Anleitung verarbeiten und unterrühren. Über den Käsekuchen gießen und am besten über Nacht im Kühlschrank ruhen lassen!

Gutes Gelingen und lasst es euch schmecken!

Henrike – Für ihre Kinder ein Vorbild

Henrike hat für ihre kleine Tochter abgenommen, um ihr mit gutem Beispiel voranzugehen. Heute ist sie glückliche Zweifachmama, die als Ernährungsberaterin durchstarten will.

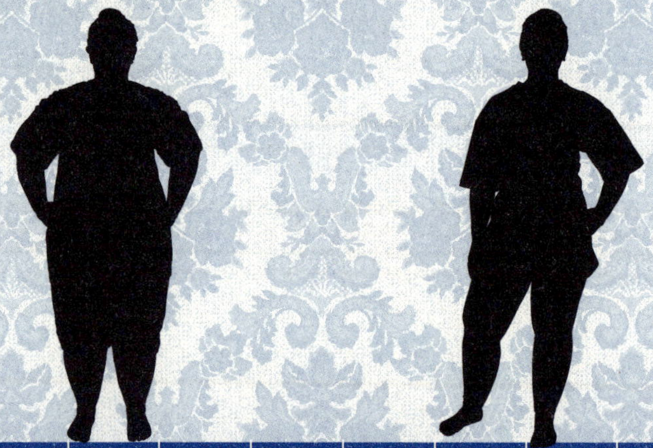

Höchstes Gewicht: **118 kg**

Aktuelles Gewicht: **80 kg**

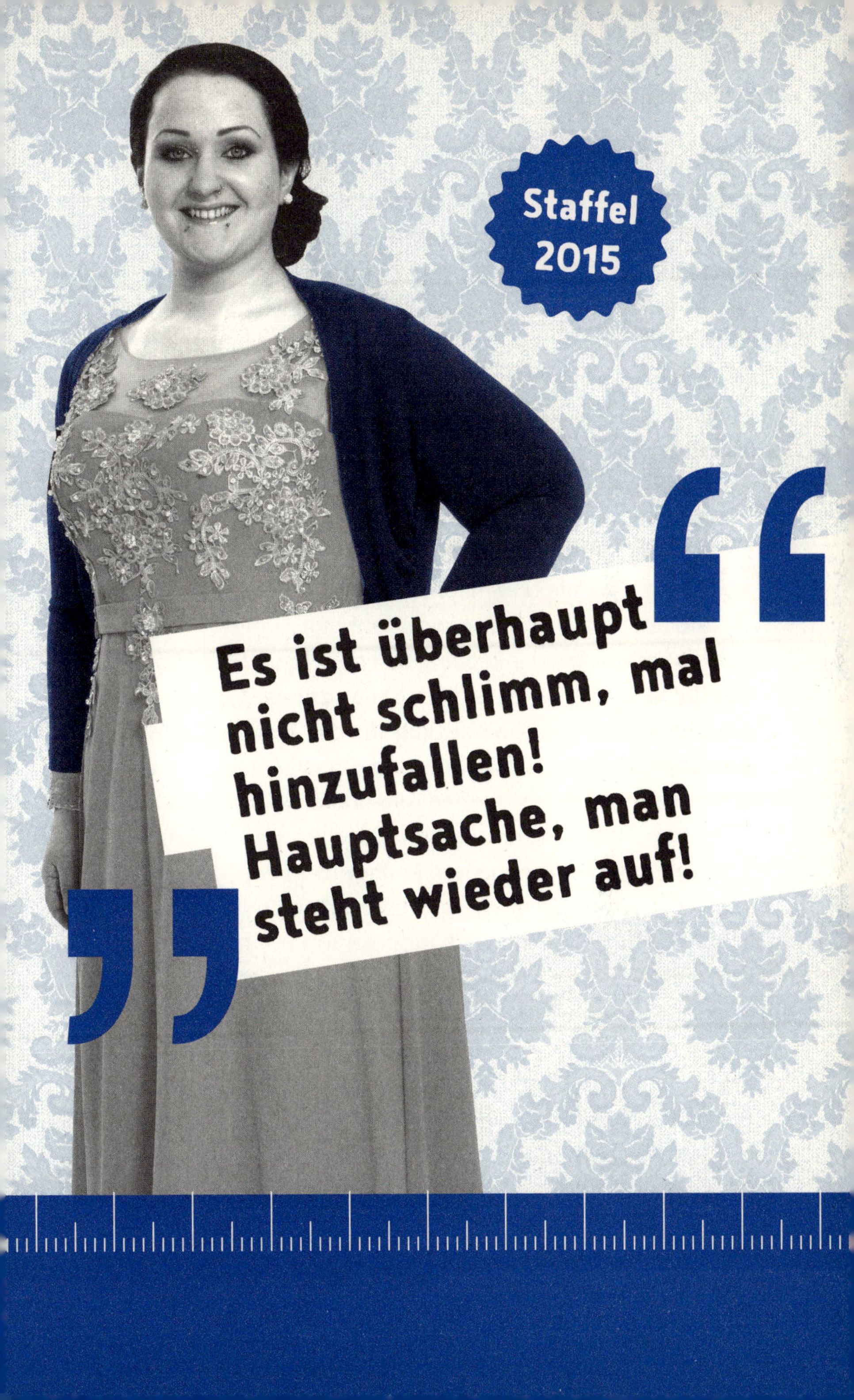
Staffel
2015
„Es ist überhaupt nicht schlimm, mal hinzufallen! Hauptsache, man steht wieder auf!“

Henrike Reinecker 118 kg > 80 kg

Henrike Reinecker ist sicher die einzige Kandidatin, die romantische Gefühle hegt, wenn sie an *The Biggest Loser* denkt. Gut, es war eher nicht ihre Zeit im Camp, die ihr dabei in den Sinn kommt. Vielmehr die Best-of-Sendung, die 2016 gedreht wurde. Dafür kam das Kamerateam der Fernsehshow erneut zu ihr nach Hause nach Westerstede, um sich ihr Leben zwei Jahre nach ihrer Teilnahme anzuschauen. Abends in ihrer Lieblingskneipe, wo gezeigt wurde, dass sie jetzt auch mehr unter Menschen geht als früher, kam Henrikes persönlicher Überraschungsmoment: Ihr Freund Mathies, mit dem sie seit 2011 zusammen ist, ging zu »ihrem« Song *Liebe meines Lebens* von Philipp Poisel auf die Knie und machte ihr im Kreis all ihrer Freunde und der Familie einen Heiratsantrag.

Geheiratet wird allerdings erst, wenn Henrike ihre Wunschoperation hatte. Das hört sich jetzt drastischer an, als es ist. Denn eigentlich ist die zweifache Mama überhaupt nicht für Schönheitsoperationen. An ihren Oberarmen, den Oberschenkeln und am Po hat sie allerdings eine Krankheit, die sich Lipödem nennt. Das sind Schwellungen aufgrund der Einlagerung von Flüssigkeit. »Diese Hautlappen an meinen Oberarmen müssen vorher weg! Bei meiner Hochzeit möchte ich mich wohlfühlen und ein schönes Korsagenkleid tragen«, sagt sie lachend. »Sonst wären wir schon längst verheiratet! «

Im August 2016 hat Henrike ihr zweites Kind, Janosch, bekommen und ist gewichtstechnisch nach der Schwangerschaft noch nicht da, wo sie gerne wieder wäre. Außerdem gibt es da noch ihre mittlerweile vierjährige Tochter Lila. »Sie ist gerade eigenständig genug, um sich selber den Gurt im Auto anzulegen oder sich ein Brot zu schmieren«, erzählt sie.

Mit ihrem Verlobten Mathies, ihren beiden Kindern und ihrem Jack-Russell-Terrier Piet wohnt die sympathische Henrike seit Januar 2017 auf dem Land. »Ich brauche Kühe, die auf der Wiese stehen«, sagt sie grinsend. »Ich mag mein ländliches Leben, so bin ich aufgewachsen.« Mathies arbeitet als Zimmerer und Tischler sowie als selbstständiger Grafiker. Ihr Zuhause sieht nach Landleben und Vintage aus - und nach aufgeräumtem Chaos. »Ich bin auch mal chaotisch, aber dabei trotzdem ordentlich. Und ich bin ziemlich trottelig«, gesteht sie lachend.

Außerdem ist Henrike ein Typ, der nicht viel auf Materielles gibt. »Als mein Freund mir einmal teuren Schmuck gekauft hat, habe ich den zurückgebracht. Ich hasse es, wenn man so viel Geld ausgibt für etwas, das es auch günstig gibt. Da ist mir schöner Modeschmuck viel lieber«, sagt sie. Auch auf ihre Klamotten legt sie keinen großen Wert, meist sind diese schwarz. Früher, weil es gut kaschiert hat. Heute, weil sie einfach kein farbenfroher Typ ist. Ihr knalliges apricotfarbenes Kleid in Größe 44, das sie im Finale getragen hat, wollte sie über ihre Facebook-Seite verkaufen. Die Größe ist dabei nicht das Problem. Vielmehr: »Ich bin nur 1,57 Meter groß und das Kleid wurde extrem gekürzt«, erzählt Henrike. »Jeder Frau, die es anprobiert, ist es einfach zu kurz. Deshalb hängt es immer noch an meiner Tür hier und ich sehe es jeden Tag.«

Ihre Teilnahme an *The Biggest Loser* 2015 ist für sie rückblickend einfach eine »Lebensveränderung, ein neues Lebensgefühl«. »Vorher war es so desaströs, ich

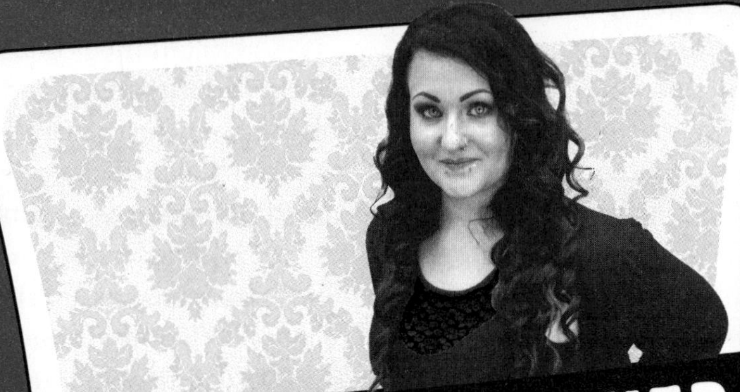

HENRIKE REINECKER

Geburtsdatum: **27.01.1991**

Beruf: **Hausfrau und Mutter**

Familienstand: **verlobt**

Wohnort: **Westerstede**

Größe: **1,57 Meter**

Höchstes Gewicht: **118 Kilo**

Aktuelles Gewicht: **80 Kilo**

Ich habe bei *The Biggest Loser* mitgemacht, weil ...
ich mein Leben grundlegend verändern wollte. Ich habe im TV jede einzelne Staffel mit Begeisterung verfolgt und mir immer gewünscht, ein Teil dieses Formates zu sein. Ich wollte meinen inneren Schweinehund überwinden, über meine Grenzen gehen und lernen, ein neues, gesünderes Leben zu führen, um meinen Kindern ein gutes Vorbild zu sein.

Mein Lebensmotto: **Gib alles – aber niemals auf!**

bin nicht mehr vor die Tür gegangen«, erinnert sie sich. »Aber der wirkliche Punkt, an dem es so nicht mehr weitergehen konnte, war nach dem ersten Spielplatzbesuch mit meiner Tochter. Mein Hintern ist auf der Rutsche steckengeblieben. Auf die Schaukel habe ich nicht draufgepasst. Das war ein Aha-Moment für mich und ganz schön schlimm! Ich kam nach Hause und hab erstmal geheult!«

Henrike war 2015 bei der *The Biggest Loser*-Staffel »Kampf der Geschlechter« dabei. Sechs Wochen Andalusien, die für sie ganz verrückt anfingen. Denn nach ihrer Bewerbung und einem Probedreh bei ihr zu Hause kam erstmal eine Absage. »Das war voll schlimm! Dass ich da mitmachen darf, war zu dem Zeitpunkt schon so real für mich«, erzählt sie. »Da habe ich aus Vollfrust ganz viel gegessen und bin in ein tiefes Loch gefallen.« Doch dann kam einen Monat später tatsächlich noch ein Anruf: »Zwei Leute aus dem Camp sind gegangen, könntest du morgen nach Spanien kommen?«, hieß es. »Ich habe meine Schwester Lisa angerufen und gefragt, ob sie sich in der Zeit um meine kleine Lila kümmern kann«, erzählt sie. Henrike und ihre Schwester sind ein Herz und eine Seele. Lisa wohnt nicht weit entfernt, hat ebenfalls zwei Kinder und eine Riesenwohnung, in der sie Lila auch prima mitversorgen konnte. Henrike weiter: »Als sie sagte ›Klar, ich mach das!‹ hab ich an einem Nachmittag mein Ticket organisiert, gepackt und saß auf einmal in einem Flugzeug.« Und das, obwohl Henrike vorher noch nie geflogen ist. Sie war noch nicht mal im Ausland zuvor. »Ich habe nur noch geheult«, erzählt sie. »Ich hatte noch nie zuvor in meinem Leben so einen großen Schritt gewagt! Das war ganz, ganz schlimm. Da sitzt man auf einmal komplett allein zum ersten Mal in seinem Leben in einem Flugzeug! Da hatte ich erstmal eine kleine Panikattacke!« Als sie dann in Spanien ankam, ging es weiter mit den heftigen Gefühlen. Henrike kam in eine bestehende Gruppe, aus der sie niemanden kannte. »Alle haben sich schon gut gekannt und ich kam neu dazu«, sagt sie. »Da waren tausend Ängste in mir. Ich meine, da holt dich in Sevilla ein wildfremder Mensch vom Flughafen ab, fährt mit dir durch halb Spanien, nimmt dir dein Handy, deine Uhren ab und du kannst niemanden sprechen. Da habe ich mich schon gefragt: ›Wo bist du? Und was machst du hier eigentlich?‹«

Durchhalten war aber von Anfang an ihre Devise, denn es musste sich endlich etwas ändern in ihrem Leben. »Ich war schon immer die Dicke!«, erzählt Henrike. Sie war auch als Kind nie schlank und erinnert sich, dass sie als Teenager beim Sport immer als Letzte ausgewählt wurde, wenn für Teamsportarten die einzelnen Mitglieder nacheinander ausgewählt wurden. Weil sie das so fertig gemacht hat, wurde sie sogar vom Schulsport befreit. »Ich hatte viele Freunde, war sogar Klassensprecherin und wurde auch nicht gehänselt«, erzählt sie. »Aber wenn dich beim Sport gerade deine besten Freundinnen auch nicht als Erste auswählen, dann ist das schon traurig!«

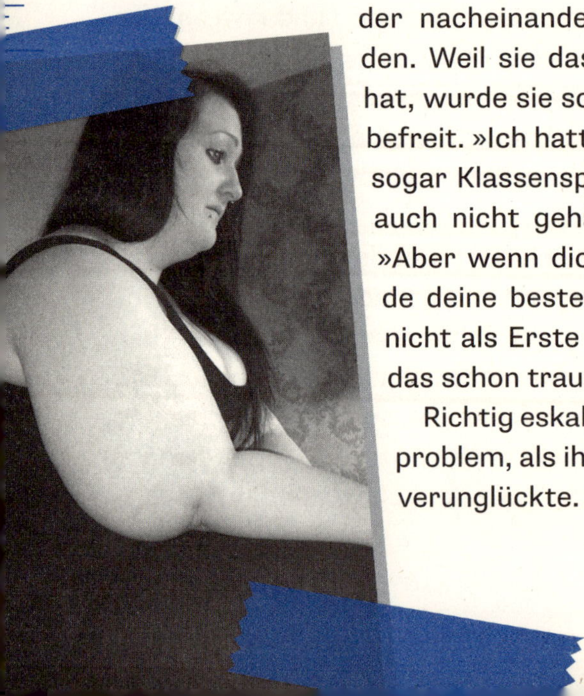

Richtig eskaliert ist ihr Gewichtsproblem, als ihr Vater 2006 tödlich verunglückte. Er wurde von einem

Taxibus auf einem Zebrastreifen angefahren und starb noch an der Unfallstelle. »Danach habe ich ein Jahr lang nicht mehr am Leben teilgenommen, ich habe nicht mehr in der Realität gelebt«, sagt sie. Ihre einzige Zuflucht: ihr Computer und Essen. Stundenlang habe sie nur am Rechner gesessen und sogenannte MMORPGs gespielt, also Massively Multiplayer Online Role-Playing Games. »Ich habe Schule geschwänzt und stattdessen am PC gesessen, nur zum Essen und aufs Klo gehen bin ich aufgestanden«, erzählt sie. »Ich habe mich nicht mehr bewegt, nur noch gefressen.« 2006 war überhaupt Henrikes persönliches Horrorjahr: Neben ihrem Vater verstarben noch ihr Onkel, ihr Patenonkel und ihr Opa. Ob sie damals schon über hundert Kilogramm gewogen hat, kann sie nicht sagen. »Ich habe mich generell nie gewogen, ich war einfach dick und es war mir auch egal«, sagt sie.

HENRIKES MOTIVATIONS-TRICK

»Ich habe am Kühlschrank ein Bild von meinem dickeren Ich hängen und wenn ich ein Tief habe und wirklich essen möchte, dann gucke ich mir das Bild an und denke: Boah, so willst du echt nicht aussehen!«

»Als ich ins Camp kam, hatte ich null Selbstbewusstsein und fand mich abstoßend«, erzählt sie. Einen wichtigen Schlüsselmoment diesbezüglich hatte sie dann mit einem der Trainer. »Er hat mich motiviert, voll an meine Grenzen zu gehen und mir immer wieder gesagt ›Mach weiter!‹ Auch als ich am Boden lag und geheult habe.« In einer bestimmten Situation hat er Henrike genau so in diesem Zustand vor einen Spiegel gestellt und sie gezwungen, sich anzuschauen. »Ich bin so fett und so verheult, ich sehe so schlimm aus, so will ich mich nicht sehen«, dachte Henrike. »Doch ich sollte sagen, dass ich mich liebe - und das konnte ich nicht. Man kann sich doch so nicht lieben!« Im Camp habe sie dann erstmal sich selbst kennen- und auch lieben gelernt. Nach den sechs Wochen musste sie sich wieder vor den Spiegel stellen. »Er sagte ›Guck dich an!‹, ich hatte bis dahin 15 Kilo abgenommen«, erzählt sie. »Zum allerersten Mal musste ich mich mit mir selbst auseinandersetzen. Ich konnte mich hinter keinem verstecken, mich nicht ablenken. Da war nur ich.«

Nur ihre damals zweijährige Tochter hat ihr in der Zeit unsagbar gefehlt. »Als ich zurückkam, war es schon spät und ich musste mich so zusammenreißen, dass ich sie nicht einfach ganz fest knuddle«, erzählt sie. »Mitten in der Nacht ist die Kleine dann aufgestanden, zu mir ins Bett gekrochen und hat sich zwanzig Minuten einfach nur ganz doll an mich gedrückt. Da kriege ich heute noch Gänsehaut, wenn ich daran denke. Das war so ein emotionaler Moment!« Zumal ihre quirlige Kleine sonst keine zwei Minuten stillhalten kann.

Für Henrike war *The Biggest Loser* viel mehr als nur Sport und Ernährungsumstellung. Eigentlich hat sich ihr Charakter in der Zeit grundlegend verändert. Nach ihrer Rückkehr aus Andalusien war Henrike selbstbewusster, viel offener. Darauf wird sie auch heute noch häufiger angesprochen. »Ich hatte auf einmal eine neue Sicht auf alles! Eine neue Lebenslust!«, erzählt sie. »Früher hatte ich immer einen Schal bis zum Mund, damit auch keiner mein Doppelkinn sieht, ich hab immer alles versteckt, nur sackige Klamotten getragen. Ich hätte niemals von mir selbst sagen können: ›Ey, du bist schön!‹ Aber dann kam der Wendepunkt und jetzt kann ich stolz sagen: ›*Ja*, ich kann schön sein!‹«

Dementsprechend war auch ihre Motivation direkt nach der Show hoch, mit genau dem weiterzumachen, was sie bei *The Biggest Loser* alles gelernt hatte. So hoch, dass sie in den darauf folgenden viereinhalb Monaten bis zum Finale insgesamt 37 Kilo abgenommen hat! Damit wurde sie unter den Nichtfinalisten Zweite, hinter Andrea Hofer. »Dafür habe ich zu Hause geackert, es war nicht einfach!« sagt sie. Ganz viel Sport habe sie dafür gemacht: Jogging in Kombination mit Fitnessstudio.

Joggen war Henrike zum ersten Mal im Camp. Aber nicht, weil es da zum Programm gehörte. Vielmehr zeigte Moderatorin und Profi-Sportlerin Christine Theiss den Kandidatinnen und Kandidaten außerhalb der Sendezeiten, wie man auch ganz langsam joggen kann. »Sie hat uns Joggen im Schneckentempo beigebracht«, erzählt sie und lacht. Das rechnet sie der Trainerin hoch an, dass sie sich dafür Zeit genommen hat. »Früher bin ich von einer Laterne zur nächsten gelaufen und habe dann gefragt: ›Wo ist die nächste Bank‹?«, lacht sie. »Nach dem Camp konnte ich auf einmal durch die halbe Stadt joggen!«

Außerdem hat sie in ihrem Alltag viele Kleinigkeiten verändert wie etwa Treppe statt Aufzug. »Meine Tochter bringe ich mit dem Fahrrad in den Kindergarten statt das Auto zu nehmen«, sagt sie. »Ich gehe zu Fuß einkaufen, schleppe die Einkäufe oder meine Kinder.« Auf Fitnessstudios steht sie überhaupt nicht. »Ich mag es nicht, da auf dem Stepper herumzuhoppeln«, gibt sie zu. »Viel lieber trainiere ich zu Hause vor dem Fernseher oder dem Computer und mache verschiedene Workouts. Ich kann mein Tempo selbst bestimmen, einfach allein für mich trainieren und meine Kinder können nebenan schlafen - das ist viel praktischer.«

In Sachen Ernährungsumstellung zu Hause hatte es Henrike nicht leicht! »Ich dürfte gar nichts essen, wenn ich nicht zunehmen will«, erklärt sie. »Was sich aber alle klarmachen müssen: Abnehmen beginnt im Kopf! Nach dem Camp ganz ohne Ziel weiterzumachen ist schwer und das schafft auch nicht jeder.« Zumal man auch einen hohen Druck von außen spürt, es jetzt durchziehen zu müssen. Aber: »Man kann auch mal wieder in alte Muster fallen! Es ist überhaupt nicht schlimm, mal hinzufallen! Hauptsache man steht wieder auf!« So konnte Henrike ihre achtzig Kilogramm, die sie beim Finale wog, in den letzten eineinhalb Jahren mal besser und mal schlechter halten, findet das aber auch völlig in Ordnung. »Unter achtzig Kilo komme ich einfach nicht«, sagt sie. »Wenn ich 83 wiege, merke ich das und denke ›Oh, Oh, jetzt muss ich wieder aufpassen!‹ Und dann kriege ich das auch hin.« Wiegen ist dabei übrigens nach wie vor ein Tabu. Sogar während ihrer zweiten Schwangerschaft! »Die Frauenärztin durfte mein Gewicht auf keinen Fall in meinen Mutterpass eintragen. Ich wollte es nicht wissen«, erzählt sie grinsend. In der Schwangerschaft habe sie keine Kalorien gezählt und auch wenig Sport gemacht. »Ich habe mich schon etwas gehen lassen. Wenn ich Bock auf Schokolade hatte, musste Mathies zur 24-Stunden-Tankstelle fahren und eine holen«, erzählt sie.

Als Lieblingsessen kommen ihr spontan Braeburn-Äpfel in den Sinn. »Generell bin ich aber nicht so der Obst, sondern eher der Gemüsetyp«, sagt sie. »Paprika und Kohlrabi in Streifen schneiden, dazu ein Dip. Das kann ich essen, bis ich platze.« Oder Kartoffeln mit selbst gemachtem Zaziki, Magerquark mit Knoblauch und Gurke. »Ich esse halt gern viel. Bei gesunden Sachen habe ich das Gefühl, ich kann mich einfach sattessen. Ich liebe das Gefühl satt zu sein, aber ich habe gelernt, dass man dafür keine Pizza und keinen Döner braucht! Man muss nicht hungern, um abzunehmen!«

Gerne isst Henrike auch Eier in jeder Variation.

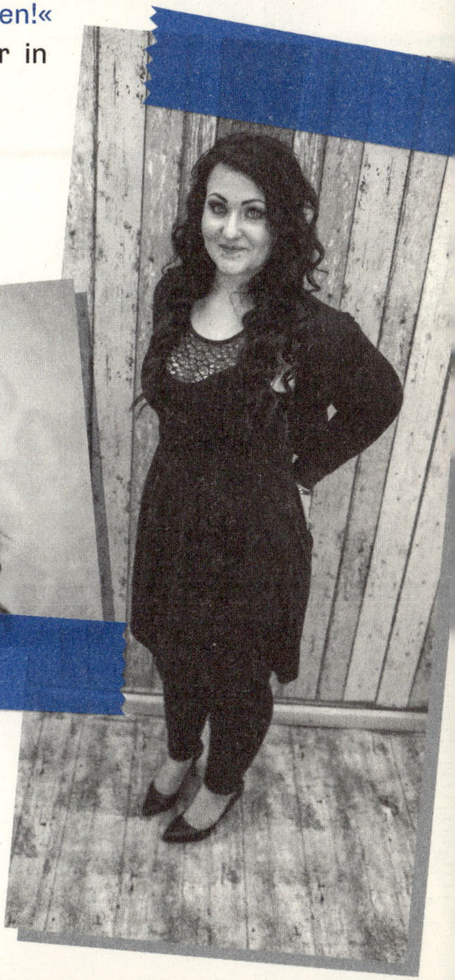

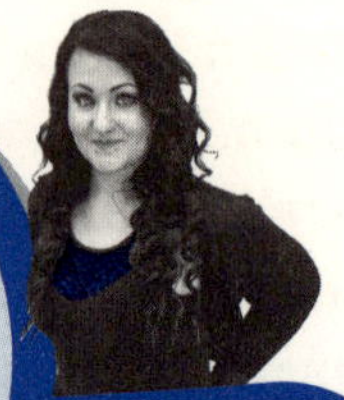

Henrikes Top 5 Abnehm-Tipps

1. Kleinigkeiten im Alltag verändern auch schon was: Treppe statt Aufzug und Fahrrad statt Auto.
2. Wer keine Zeit fürs Fitnessstudio findet, der soll es doch auch mal mit einer Fitness-DVD zu Hause probieren.
3. Für Mamas: Man kann mit Kindern jeden Alters Sport machen! Zum Beispiel Zumba® tanzen mit den Kleinen oder Sit-ups machen neben dem Baby.
4. Am besten wenig Obst essen, denn der Fruchtzucker wird im Körper wie normaler Zucker verarbeitet – dafür mindestens die doppelte Portion Gemüse.
5. Sich an nur einem Tag die Woche eine Sünde gönnen – dann bleibt der große Heißhunger auch aus.

Morgens gibt es beispielsweise gekochte Eier, ein Stück Putenwurst, Gurke und Karotten. Generell versucht sie ungesunde Lebensmittel in gesunde »umzubauen«. So gibt es zum Beispiel keine Nudeln, sondern Karottenspaghetti.

»Im Camp ging man, wenn man Hunger hatte, zum Kühlschrank - und da war nur gesundes Essen drin«, sagt sie. »Da hätte man dann drei Packungen Eier statt einem Ei essen können.« Nur echte Versuchungen gab es keine. »Daheim das erste Mal gesund einkaufen zu gehen, ist schon nicht einfach«, erzählt sie. »Oder wenn mir meine Tochter ein Stück Schokolade in den Mund steckt.« Dabei verbietet sich Henrike die auch nicht komplett! Statt zwei Tafeln sind es heute allerdings eher zwei Stück, die mit Genuss gelutscht werden. Auch ihre größte Kaloriensünde gibt es hin und wieder: ein Schokoriegel mit Sahne-Karamell-Füllung. »Da stehe ich voll drauf. Wenn ich so einen esse, bin ich danach total befriedigt«, gesteht sie lachend. »Mein BMI ist heute nicht mehr im dunkelroten Bereich«, sagt Henrike, »sondern in der ersten Stufe von Adipositas. Das finde ich auch völlig okay so! Ich mag meine Kurven und mein Freund mag das auch. Nur gesund muss es sein!«

Mit ihrer offenen, herzlichen Art ist Henrike vielen ein Vorbild - vor allem Mamas, die sich mit ihrer Figur ja sowieso oft schwertun. Weil Henrike nach ihrer Zeit im Camp so dermaßen viele Anfragen bekam, hat sie sogar ein »wöchentliches Telefonstündchen« eingerichtet. Sie hat sich die Handynummern geben lassen und mit all den Leuten telefoniert, die ihr geschrieben haben, und ihre Fragen geduldig beantwortet. »Es müssen bestimmt fünfhundert Leuten gewesen sein, mit denen ich gesprochen habe«, erzählt sie. Und Henrike hat keinen abgewiesen. Sie hat sich die Zeit genommen, sich ihre persönlichen Geschichten anzuhören und stand allen mit Rat und Tat zur Seite. »Ich fand das so bewundernswert, dass diese Menschen vor dem Fernseher sitzen und sich meine Geschichte anhören«, erzählt sie. »Die haben halt nicht alle die Chance, das Ganze im Fernsehen zu machen. Da sollte man doch - sofern man die Zeit hat - wenigstens ihre Fragen beantworten.« Mit so viel Rücklauf und Bewunderung hatte die bescheidene Henrike nicht im Ansatz gerechnet. Einmal beim Feiern fing ein weiblicher Fan sogar in der Disco an zu weinen. »Sie wollte dann, dass ich auf ihrer Brust und auf dem Arm unterschreibe«, erzählt Henrike. »Sie ist total ausgerastet. Da habe ich mir gedacht: ›Wow, ich löse echt Emotionen aus!‹« Was dabei am häufigsten vorkommt: Mütter, die sie fragen, wie sie es gemacht hat, auch mit Kind abzunehmen. Dass gerade Mamas keine Zeit zum Abnehmen haben, hält Henrike aber für eine Selbsttäuschung. »Man kann mit Kindern jeden Alters Sport machen!«, betont sie. »Zum Beispiel eine Zumba®-DVD einlegen und tanzen. Da machen größere Kinder so gern mit. Oder einfach die Füße unters Sofa klemmen und Sit-ups machen - es gibt so viele Möglichkeiten. Wer da gar nichts schafft, der belügt sich selbst. Wer Sport machen will, der hat auch Zeit dafür!«

Auch nach ihrer Ernährung wird Henrike so oft gefragt, dass sich die zweifache Mama überlegt hat, beruflich diese Richtung einzuschlagen. »Da hätte ich voll Bock drauf!«, sagt sie. Zumal sie glaubt, ein gutes Vorbild sein zu können – bei all dem, was sie selbst schon erlebt und ausprobiert hat. »Ich war selbst bei Ernährungsberaterinnen, Frauen, die noch nie mehr als fünfzig Kilo gewogen haben und mir sagen, ich solle doch Salat essen und Sport machen. Na, Dankeschön«, erzählt sie lachend. Das habe ihr nie sonderlich geholfen. Da möchte sie es besser machen. Identifikation ist da eben auch ein Schlüsselwort. Ursprünglich wollte Henrike Erzieherin werden. Als sie mit ihrer Tochter Lila schwanger war, ging sie noch zur Berufsschule. Heute ist sie glückliche Hausfrau und Mutter – mit einem »ungeplanten und einem geplanten Wunschkind.«»Wenn meine Kinder dann mal in den Kindergarten und in die Schule gehen, habe ich aber durchaus Zeit halbtags zu arbeiten«, sagt sie. »Ich könnte zum Beispiel in einer der Kurkliniken im benachbarten Kurort Bad Zwischenahn arbeiten.«

Eine Frage, die Henrike seit ihrer Teilnahme an *The Biggest Loser* häufig gestellt wird: »War Stefan wirklich so schlimm?« Dazu muss man wissen, dass Henrike und Stefan sich in der Staffel einen echten Zweikampf geliefert haben, der auch in den sozialen Medien oft heftig diskutiert wurde. »Stefan ist ein ganz dominanter Typ«, sagt Henrike. »Ich mag ihn heute sehr, sehr gern und habe ihn auch anders kennengelernt. Aber wenn die Kameras an sind, ist er vor allem auf seinen Vorteil bedacht.« Mit dieser Art hat er es zum Staffelsieger geschafft – wurde aber von vielen kritisiert. Henrike war der bei den Zuschauern und Fans sehr beliebte Konterpart: das kleine Mädchen, das immer fair und loyal geblieben ist, auch wenn es ihr persönlich einen Nachteil verschafft hat.

Eine Situation im Camp ist ihr dabei ganz besonders im Gedächtnis geblieben: Als sie aneinandergekettet Stationen ablaufen mussten und dazwischen zwar dreißig Sekunden lang Zeit hatten, etwas zu trinken oder sich kurz auszuruhen - aber eben nur in diesem Mini-Zeitfenster. Sonst hätte man zum Anfang zurückgemusst. Das Ganze bei vierzig Grad. »Stefan hat mich gezwungen durchzuhalten, obwohl ich einfach nicht mehr konnte. Und dabei hat er mich nicht gerade mit Samthandschuhen angefasst.«, erzählt der Publikumsliebling. »Keiner konnte verstehen, warum ich trotzdem immer noch hinter ihm stand.« Aber er hat ihr eben auch tatsächlich geholfen - auf seine Weise eben. Als die beiden nämlich in der Teamwoche zusammen an einem Strang ziehen mussten, war er es, der sie stundenlang in den Trainingsräumen gedrillt hat. »An Schlaf war nicht zu denken«, erinnert sie sich heute lachend. »Stefan hatte mich ziemlich gut im Griff. Es war ein wichtiger Schritt für mich: Er hat mich so sauer gemacht, dass ich auch mal ausraste. Das hat er geschafft!«

Vom Camp trägt sie heute immer noch vier Narben, die sie an eine harte aber ebenso tolle Zeit erinnern. Die Strohballen-Challenge war es, die Henrike - neben Stefan - an den Rand der Verzweiflung getrieben hat. »Das war nach den Schmerzen, die ich bei der Geburt meiner Tochter empfunden habe, das absolut Schlimmste, was ich je erlebt habe«, erzählt sie. Bei dem Spiel ging es darum, Strohballen in die gegnerischen Tore zu bringen. »Nach zwei Stunden waren wir völlig fertig und ich war so sauer auf Silvana, die auf einmal gegen ihr eigenes Team gekämpft hat, dass ich sie nur noch besiegen wollte«, erzählt Henrike, die eigentlich ein sehr friedliebender Mensch ist. Aber Loyalität ist ihr eben wichtig. »Ich will fair gewinnen, sonst kann ich es nicht auskosten«, sagt sie.

Ein Song, den Henrike bei sämtlichen Trainingseinheiten in Andalusien gehört und der sie immer wieder angespornt hat: *Das Ende vom Kreis* von Silbermond. Da heißt es: »Wir sind hier, um bis ans Ende zu gehen.« Das war ihr Camp-Song, ihr persönliches Durchhalte-Mantra, das ihr noch heute ermöglicht, selbstbewusst und mit sich im Reinen durchs Leben zu gehen – als Vorbild für ihre Kinder.

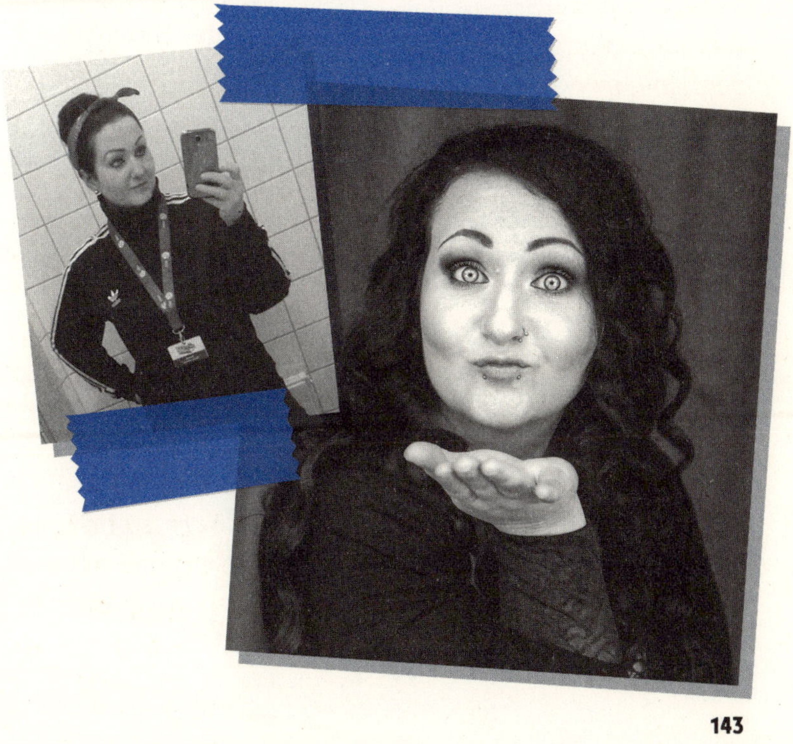

Henrike Reinecker 118 kg > 80 kg

Top oder Flop?

Rund um Food & Freizeit

Wein oder Champagner?
»Tee, ich trinke keinen Alkohol.«

Duftkerze oder Raumspray?

Abendessen oder Party

Garten oder Aussicht?

Guacamole oder Aioli?
»Ich liebe Knoblauch!«

Vorspeise oder Nachspeise?

Karate oder Klavierstunden?
»Kampfsport ist überhaupt nichts für mich!«

Sonnenbaden oder Wandern?
»Ich verbrenne in der Sonne sofort.«

Achterbahn oder Riesenrad?
»Ich stehe unten und halte die Jacken und Taschen. Ich bin ein Schisser!«

Faulenzen oder Ausgehen?
»Aber mit der Familie!«

Spazieren im Regen oder Grillen?
»Grillen und danach ein ausgiebiger Spaziergang im Regen.«

Frühstück oder länger Kuscheln im Bett?
»Mit Mann und Kindern.«

„Ich habe mich nicht nur äußerlich verändert.“

Einzelkind, Dragqueen, ehemals stark übergewichtig: Das ist Jan alias Ripley Myers. Den Rheinländer einen »Bunten Vogel« zu nennen, wäre schon fast eine Beleidigung: Erstens, weil er in keine Klischeekiste passt und zweitens, weil seine Outfits ausgefallener sind als jeder Paradiesvogel. Jan ist ein Verwandlungskünstler – und das nicht nur auf der Bühne.

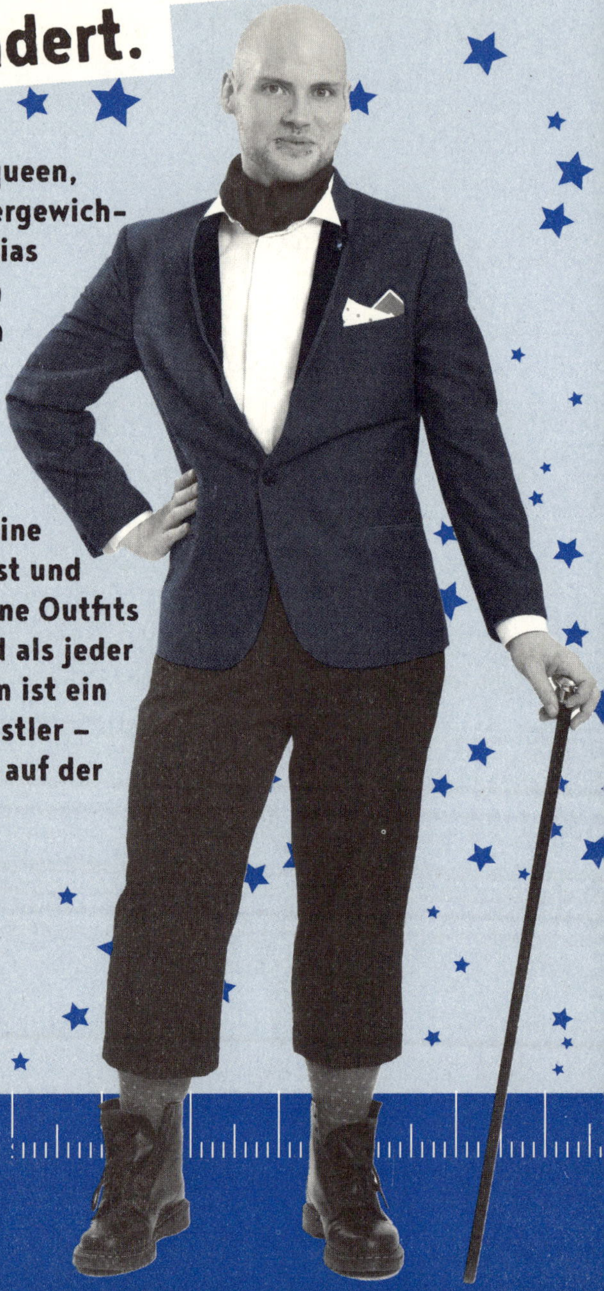

Jan – Dragqueen, für herzhafte Sünden (noch) immer zu haben

Staffel 2016

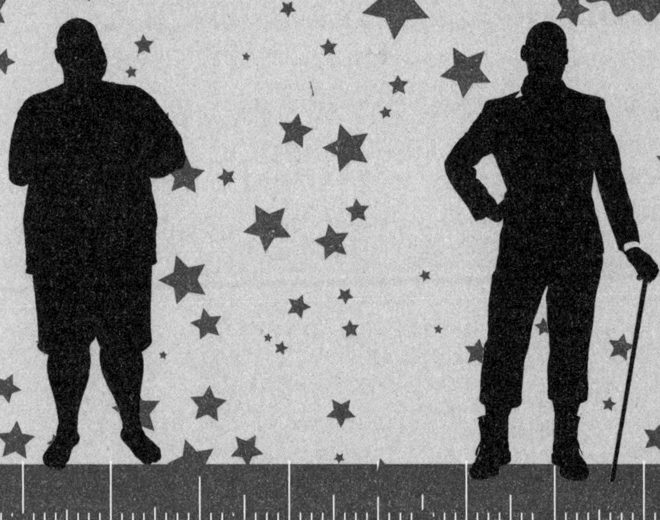

Höchstes Gewicht: **200,4 kg**

Aktuelles Gewicht: **112,5 kg**

Jan Tiffe 200,4 kg > 112,5 kg

Jan hat sich fast halbiert, knapp die Hälfte seines Körpergewichtes hat er abgenommen. Das heißt, er muss sich erst einmal neue Klamotten kaufen, und das gleich doppelt. Warum? Einmal für sich, als Privatperson Jan. Und einmal für Ripley Myers, seine Bühnen-Persönlichkeit, die Dragqueen mit den dramatisch großen Augen und dem vollmundigen Lächeln. Nicht nur auf der Bühne bei seinen Auftritten, auch bei *The Biggest Loser* ist der 32-Jährige durch seine extrovertierte, öfter mal laute Art aufgefallen. Er steht gerne im Mittelpunkt. Dass er heute Dragqueen ist, so sagt er, »das ist die logische Konsequenz all meiner Talente beziehungsweise Nicht-Talente.« Er holt aus und erklärt: »Ich mag das Schauspielern, bin aber kein typischer Schauspieler. Beim Karaoke auf der Bühne liefere ich immer eine riesen Show ab, aber wirklich gut singen kann ich nicht. Was da blieb, was die Konsequenz war? Dragqueen! Das ist meins.«

Auf der Bühne stand er immer schon gerne, auch schon mit deutlich mehr Pfunden auf den Rippen. Die Bewerbung bei *The Biggest Loser* nahm er in Angriff, als er dringend etwas in seinem Leben verändern wollte: »Es musste einfach etwas passieren, mir ging es nicht so gut, das war eine echte Lebenskrise. Ich war deprimiert und brauchte etwas Neues in meinem Leben, eine radikale Veränderung.« Und, wie steht er heute zur Show? Hat die Teilnahme die Veränderung gebracht, die er wollte? »Klar, das ist doch ganz offensichtlich«, sagt er. »Man muss mich ja nur anschauen, ich bin äußerlich ein ganz neuer Mensch.«

Pausbacken, hängendes Kinn, großer, runder Bauch: So sah Jan noch vor gut einem Jahr aus. Heute sind seine Gesichtszüge scharf geschnitten, seine klaren Augen stechen strahlend hervor, der Körper ist schlank und ganz natürlich proportioniert. Weil bei ihm die Veränderung so gravierend, so außergewöhnlich ist, er praktisch wie ein neuer, ganz anderer Mensch aussieht, reagieren die Leute auch immer besonders auf ihn - oder besser gesagt: sie reagieren eben nicht auf ihn. »Es ist total oft so, dass mich alte Bekannte von früher nicht erkennen. Die laufen dann auf der Straße an mir vorbei und sehen nicht, dass ich das bin.« Er lacht kurz, und ergänzt dann etwas schelmisch und durchaus auch mit Genugtuung: »In manchen Fällen ist das sogar ganz gut. Ich meine, einige Leute will man ja nicht unbedingt immer und überall treffen oder ein Schwätzchen mit ihnen halten.« Aber auch Jan selbst muss sich erst einmal an sein neues, schlankes und sportliches Ich gewöhnen: »Das ist ein Prozess«, sagt er. »Es ging ja wahnsinnig schnell, dass ich so viel abgenommen habe.« Sein Körper ist da manchmal schneller als sein Hirn. Er hat ein paar Beispiele: »Es gab schon in der Show einen Moment, in dem mir klargeworden ist, dass ich mich erst einmal an mein neues, dünnes Ich gewöhnen muss. Es war

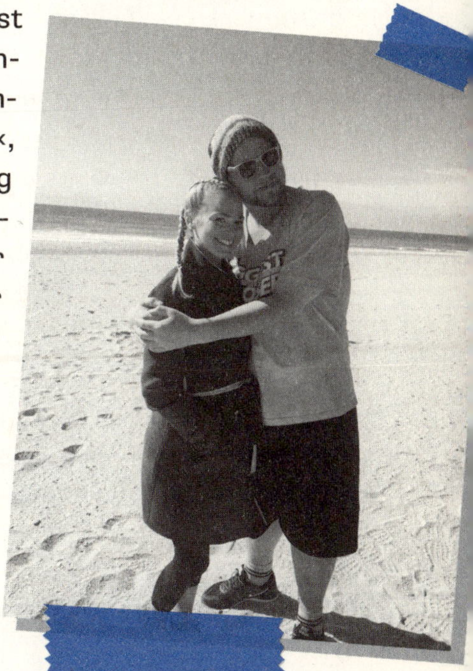

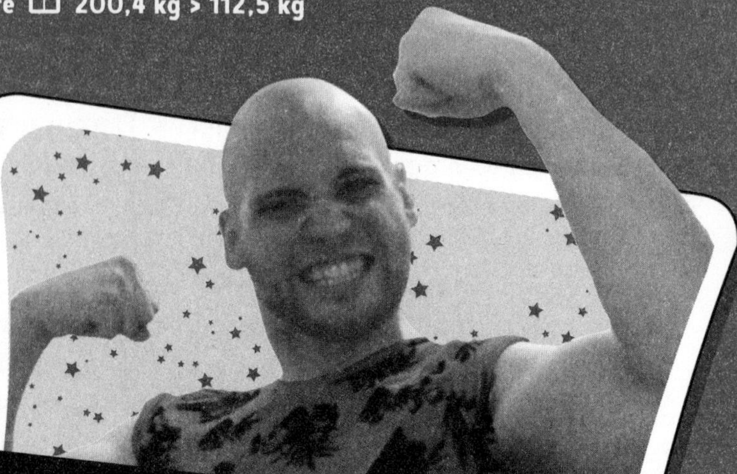

JAN TIFFE

Geburtsdatum: 18.11.1984
Beruf: Dragqueen
Familienstand: ledig
Wohnort: Brühl
Größe: 1,90 Meter
Höchstes Gewicht: 200,4 Kilo
Aktuelles Gewicht: 112,5 Kilo

Ich habe bei *The Biggest Loser* mitgemacht, weil … ich ganz offensichtlich viel zu dick war. Dahinter hängt natürlich ein Rattenschwanz an Negativem und Unzufriedenheit. Die Bewerbung selbst kam in einer sehr düsteren Phase meines Lebens, in der alles nach Veränderung geschrien hat. *The Biggest Loser* war dann diese Veränderung.

Mein Lebensmotto: Menschen mit Lebensmottos schaffen es nicht, ihr Leben mit eigenen Inhalten zu füllen.

eine etwas breitere Tür, schlanke Menschen passen da auf jeden Fall zu zweit durch. Ali kam mir entgegen. Ich bin aber stehen geblieben, um ihn zuerst durchzulassen. So habe ich das früher immer gemacht.« Er stand da, und wartete ab. »Aber solche Momente gibt es nach wie vor, ich kapiere ab und zu nicht, dass mein Körper nicht mehr so viel Platz einnimmt. Da ist meine Selbstwahrnehmung manchmal noch anders als die Fremdwahrnehmung.« Nächstes Beispiel: »Mittlerweile ist es so, dass sich Leute in der Bahn neben mich setzen. Früher war das anders, neben einen extrem dicken Menschen setzen sich nicht immer alle Leute. Da kann es ja schließlich auch mal Körperkontakt geben, wenn der Schenkel sehr dick ist und noch auf das andere Sitzpolster reicht. Dem weichen viele Leute von vorne herein aus.« Und dann hat er noch eine letzte, sehr berührende Geschichte zu seinem neuen Ich auf Lager: »Kinder«, sagt er, »reagieren plötzlich ganz anders auf mich. Meine Erfahrungen von früher sind, dass Kinder nicht so einfach auf mich zugehen. Ich denke das lag daran, dass ich einfach ein großer Typ bin, eine Glatze und viele Piercings habe. Und dazu war ich halt noch sehr dick. In Kinderaugen sah diese Kombi wohl komisch, unheimlich aus. Jetzt ist das anders.« Jan und seine Erfahrungen machen klar: Dicke Menschen haben es nicht immer einfach. Jan selbst sagt auch, dass er nicht unbedingt jedem Menschen raten würde, abzunehmen: »Man kann auch dick und glücklich sein, die Gesellschaft lässt das nur oft nicht zu.«

Stichwort glücklich: Jetzt ist er es auf jeden Fall, vor *The Biggest Loser* war er es nicht. Und während der Show?

Da gab es solche und solche Momente, eine emotionale Achterbahnfahrt. Einer der heftigsten Momente? »Das war auf jeden Fall das erste Mal wiegen«, erklärt er. Nicht nur für ihn war es eine Pein, auch für jeden, der ihm dabei zuschauen konnte. Als die Waage dann 200,4 Kilogramm anzeigte, gab es kein Halten mehr, Tränen kullerten, das Entsetzen war ihm ins Gesicht geschrieben. Er erklärt: »Ich hatte zu Hause keine Waage, musste mein Gewicht schätzen. Das lag auch daran, dass es schlicht und einfach keine Waage mehr gab, die mich wiegen konnte.«

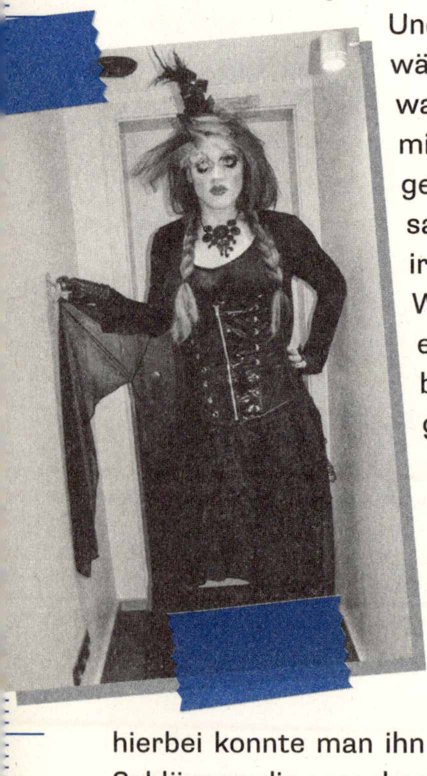

Und, was war der schönste Moment während der Show für ihn? »Das war, als einer unserer Coaches auf mich zukam, und mehr oder weniger nur in einem Nebensatz zu mir sagte, dass er schon glaubt, dass irgendwo in mir ein sportliches Wesen steckt. Das konnte ich erst einmal überhaupt nicht glauben. Später dann bei den Challenges, als ich die ersten Male ganz gut abgeschnitten hatte, habe ich gemerkt, dass da ja doch was dran sein kann. Und plötzlich fing ich an, in puncto Sport an mich selbst zu glauben und einen immer größer werdenden Ehrgeiz zu entwickeln.« Auch hierbei konnte man ihn als Zuschauer beobachten: Mit Schlägern, die aussehen wie extragroße Wattestäbchen die Konkurrenz ins Wasser bugsieren? Kein Problem. »Ich habe irgendwann einfach das Tier rausgelassen«, sagt er hinterher vor laufenden Kameras. Um dann, einige Tage später, nach einer besonders intensiven Einheit festzustellen: »Es hat Spaß gemacht! Sport hat mir echt Spaß gemacht! Es ist total krank, dass ich das sage. Aber so war es!« Man sieht ihm an, dass er selbst kaum glauben kann, was ihm da gerade aus dem Mund geschossen kam.

Rückblickend, so sagt er, habe er sich vor allem selbst beweisen wollen, dass er die Sache nun auch durchziehen könne. »Draußen haben viele keinen Cent auf mich gesetzt, das konnte ich vorher und nachher auch über verschiedene Social-Media-Kanäle verfolgen. Deshalb war mir von Anfang an klar: Wenn ich mitmache, dann richtig.« Er ergänzt und erklärt: Dass er nicht gewonnen habe – »trotz Abnehmrekord bin ich ganz knapp an Platz eins vorbeigeschlittert«–, das ärgere ihn manchmal heute noch. Im Grunde, so sagt er aber, sei er happy: Als Nächstes steht das Thema Körperformung auf dem Programm. Er findet, dass er langsam aber sicher genug abgenommen hat, nun macht er sich daran, seinen Körper zu definieren und in die Form zu bringen, die er mag. Dafür würde er sich auch unters Messer legen, verrät er: »Ich habe so hart an mir gearbeitet, dann will ich auch richtig gut aussehen. Wenn da eine Hautschürze hängt, dann stört die mich. Die würde ich auf jeden Fall entfernen lassen.«

JANS ABNEHM-MANTRA

»Man muss einfach nur den Arsch hochkriegen: Sportschuhe anziehen und rausgehen! Nicht lange darüber nachdenken. Sobald die Schuhe angezogen sind, geht der Rest fast von alleine.«

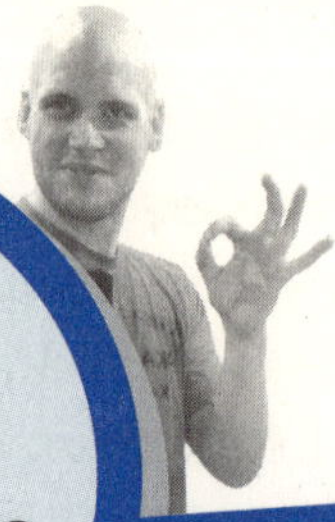

Jans Top 5 Abnehmtipps

1. Such dir einen Sport, der dir Spaß macht.
2. Kalorien zählen. Zähle die verdammten Dinger einfach.
3. Würz dein Essen möglichst scharf. Das regt den Stoffwechsel an und man wird schneller satt.
4. Gönn dir eine Sünde, wenn du das Gefühl hast, du musst sie dir gönnen.
5. Befasse dich mit der Materie. Richtig abnehmen kann nur, wer sich auskennt.

Für Jan ist sein Äußeres ja gewissermaßen auch sein Kapital, wenn er als Dragqueen auf der Bühne steht und durch Bingo-Abende führt, sind alle Augen auf ihn gerichtet. Gleiches gilt im Netz; der Seite von Ripley Myers folgen weit über tausend Fans, neue Profilbilder in extravaganten Aufmachungen und verrückten Posen liken regelmäßig hundert Leute und mehr. Nun, frisch erschlankt, hat er ganz neue Möglichkeiten, sich kreativ aufzubrezeln.

Seine Drag-Outfits stellt er sich ganz individuell zusammen, geht in Second-Hand- und Vintage-Läden einkaufen und kombiniert wild darauf los. Was er überhaupt nicht mag und was für ihn auch nicht in Frage kommt, das ist der »altbackene Travestie-Look«, wie er sagt. Er selbst möchte sich keine Federboas umhängen wie Lilo Wanders oder Olivia Jones. »In Deutschland bedeutet Dragqueen meistens noch eine totale Überspitzung und Übertreibung von Weiblichkeit, im Sinne von Travestie«, erklärt er. »In den USA zum Beispiel ist das ganz anders, da gibt es viel mehr Spielarten. Ich mag auch lieber den realistischeren Look. Ich stehe zum Beispiel auf punkige Looks, die dürfen auch ein bisschen edgy sein, Outfits und Accessoires aus dem Horror-Metier nutze ich auch sehr gern.« Halloween? Her mit dem Hexen-Outfit. In Grusel-Laune? Her mit den weißlich-roten Schlangenhaaren. Jan ist ein Verwandlungskünstler, nicht nur als Dragqueen, sondern mittlerweile eben auch in seinem Privatleben. Er hat - und man muss es noch einmal so deutlich betonen - fast hundert Kilogramm verloren. Das ist das Gewicht eines neugeborenen Baby-Elefanten!

Aber, zurück zu Ripley Myers: In seiner Rolle als Dragqueen verdient Jan seinen Lebensunterhalt. Was er da tut? Zum Beispiel „Bitchy"-Bingo-Abende moderieren, in einem Kölner Szenelokal, seiner »zweiten Heimat«, wie er sagt. An dem Abend gehe es auch darum, wer am kreativsten rumpöbeln kann - natürlich immer mit einem Augenzwinkern. Eine typische Alltagsbeschäftigung ist das nicht, kann man jetzt sagen. Und das stimmt. Genau: Jan führt ein Leben, wie es nicht jeder führt. Denn das will er auch gar nicht.

Auch im Alltag, wenn er die Klamotten von Ripley Myers im Schrank hängen lässt, ist Jan gerne mal ein bisschen exzentrisch und hat ganz eigene Vorstellungen von einigen Dingen. »Abwaschen? Das hasse ich wie die Pest.« Kurze Kunstpause. Dann folgt die Geschichte: »Ich habe mal den Versuch gemacht, so lange wie möglich ohne Abzuwaschen klarzukommen. Erst stapelte sich das schmutzige Geschirr einfach nur, das ging ja noch. Das gipfelte dann allerdings darin, dass ich mir ernsthaft Pappgeschirr zugelegt habe. Ich gebe zu: Irgendwann war es dann auch echt nicht mehr schön. Ich meine, das fängt ja auch mal an zu riechen. Da musste ich dann einsichtig werden.« Kurzes, herzliches Lachen. Dann die Erkenntnis: »Im Haushalt bin ich eine echte Schlampe!«

Schlampig im Haushalt – ja. Schlampig, was die Selbstdisziplin angeht? Nein. Was den Sport angeht, überhaupt nicht mehr. Und was das Essen betrifft, fast nicht mehr. »Klar sündige ich manchmal noch«, gibt er zu. Schon in der Finalshow hatte er ironisch der Chipsindustrie für sein früheres Übergewicht gedankt: »Die Scheißdinger schmecken einfach viel zu lecker!« Auch heute greift er noch gerne zu, dann aber in Maßen und immer auch mit dem Wissen im Hinterkopf, dann am nächsten Tag beim Sport nochmal ein, zwei Übungen mehr einzubauen.

Eines, das ist noch wichtig, wenn man mit und über Jan spricht. Er ist und kann mehr als nur ein Showgirl zu sein. Er hat soziale Arbeit studiert, arbeitete Jahre lang ehrenamtlich in einer Jugendgruppe, tankte Kraft, indem er sich um andere kümmerte. Er ist jemand, der schnell einen Draht zu anderen Menschen hat. Der sich einfühlen kann. Aber - und auch das ist typisch Jan - nur, wenn er auch will. Manchmal, so sagt er, »kann ich auch einfach ein Arschloch sein.« Nach der Show, so erklärt er, hätten ihm schon einige Leute gesagt, er habe sich verändert. »Ich wäre arroganter geworden, so etwas darf ich mir dann anhören. Was ich dann denke? So what!« Um noch zu ergänzen: »Und, da mag ja auch was dran sein, ich meine, natürlich habe ich mich verändert, nicht nur äußerlich. Aber das gehört doch im Leben dazu. So ist das nun mal. Meine besten Freunde wissen, wer und wie ich bin. Das ist das Wichtigste. Die bleiben.«

Bleiben, das soll für Jan auch sein aktueller Zustand: Sein Wohlbefinden, seine Fitness, seine Happiness. Denn, Veränderungen hin oder her: Wenn es gut ist, darf etwas gerne auch mal länger andauern. In der Show gab es einen Schlüsselmoment für ihn: Per Fotomontage wurde er dünn retuschiert. Er war völlig baff, konnte kaum an sich halten: »Ich habe mich noch nie im Leben dünn gesehen«, sagte er ganz emotional ergriffen. Heute braucht er keine Montage mehr, sondern nur noch einen Spiegel. Jan hat sich verwandelt.

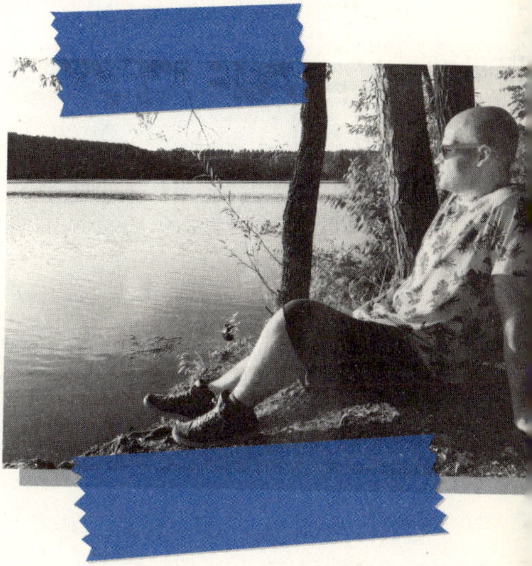

Jans Tipps für partytaugliche Drinks ohne viel Kalorien

Jan ist Nachtmensch. Jan ist Partymensch. Jan ist Dragqueen. Da gehört der ein oder andere Drink natürlich dazu. Aber, und das wissen viele gar nicht, Alkohol hat oft nicht nur viele Umdrehungen, sondern auch viele Kalorien. Hier Jans ganz spezielle »Diet-Drink-Tipps«, die lecker sind, aber nicht auf der Hüfte landen.

Dragqueen, für herzhafte Sünden (noch) immer zu haben

1. Nimm Wodka – am besten keinen billigen Fusel. Wodka hat im Vergleich zu einem Bier echt wenige Kalorien.
2. Trinke ihn mit Zero-Lemonade: Egal, welche Geschmacksrichtung, die meisten Limos gibt es mittlerweile ohne Zucker.
3. Trinke ihn mit Cranberry- statt mit O-Saft. O-Saft ist so viel kalorienreicher.
4. Trinke zwischendurch immer mal ein Wasser. Dein Kater wird's dir danken.
5. Und wenn du trinken willst, dann trink. Nur dann stelle dich am nächsten Tag erst recht auf den Crosstrainer.

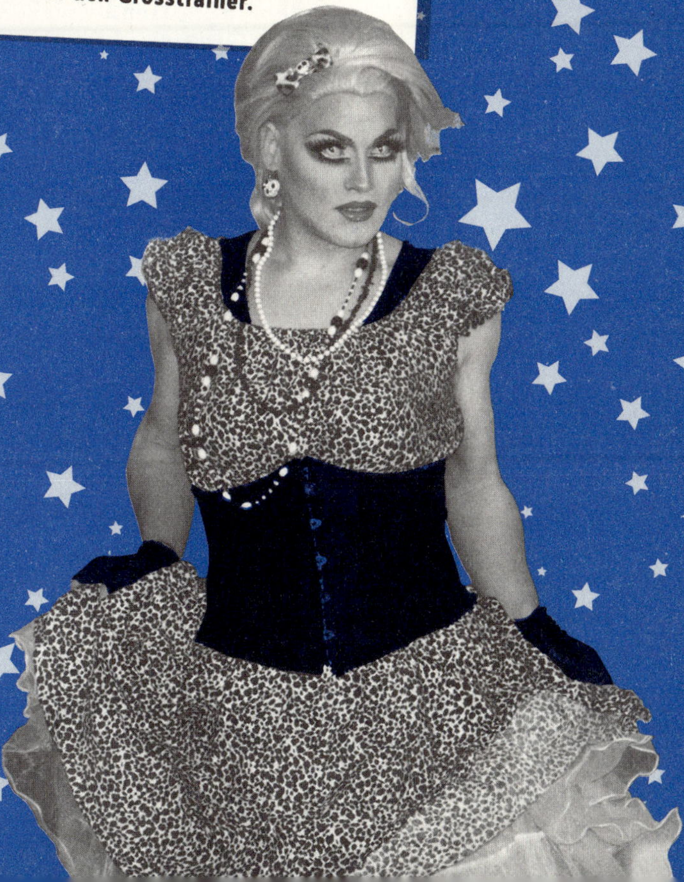

Bernd – Der Rechenkünstler mit dem Abnehmrekord

Bernd nimmt die Dinge sehr genau. Er schreibt auf, was er isst, trägt jedes Gramm, das er verliert in Excel-Tabellen ein. Und trotzdem: Ein Erbsenzähler ist er nicht, Bernd nimmt das Leben leicht – und nach sagenhaften achtzig Kilogramm Gewichtsverlust noch viel leichter.

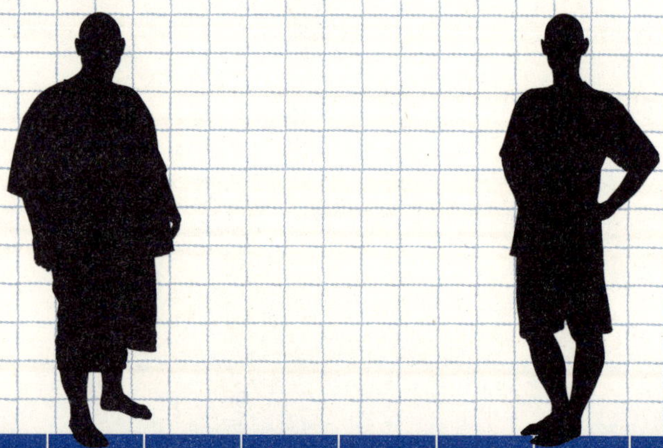

Höchstes Gewicht: **154,8 kg** Aktuelles Gewicht: **85,0 kg**

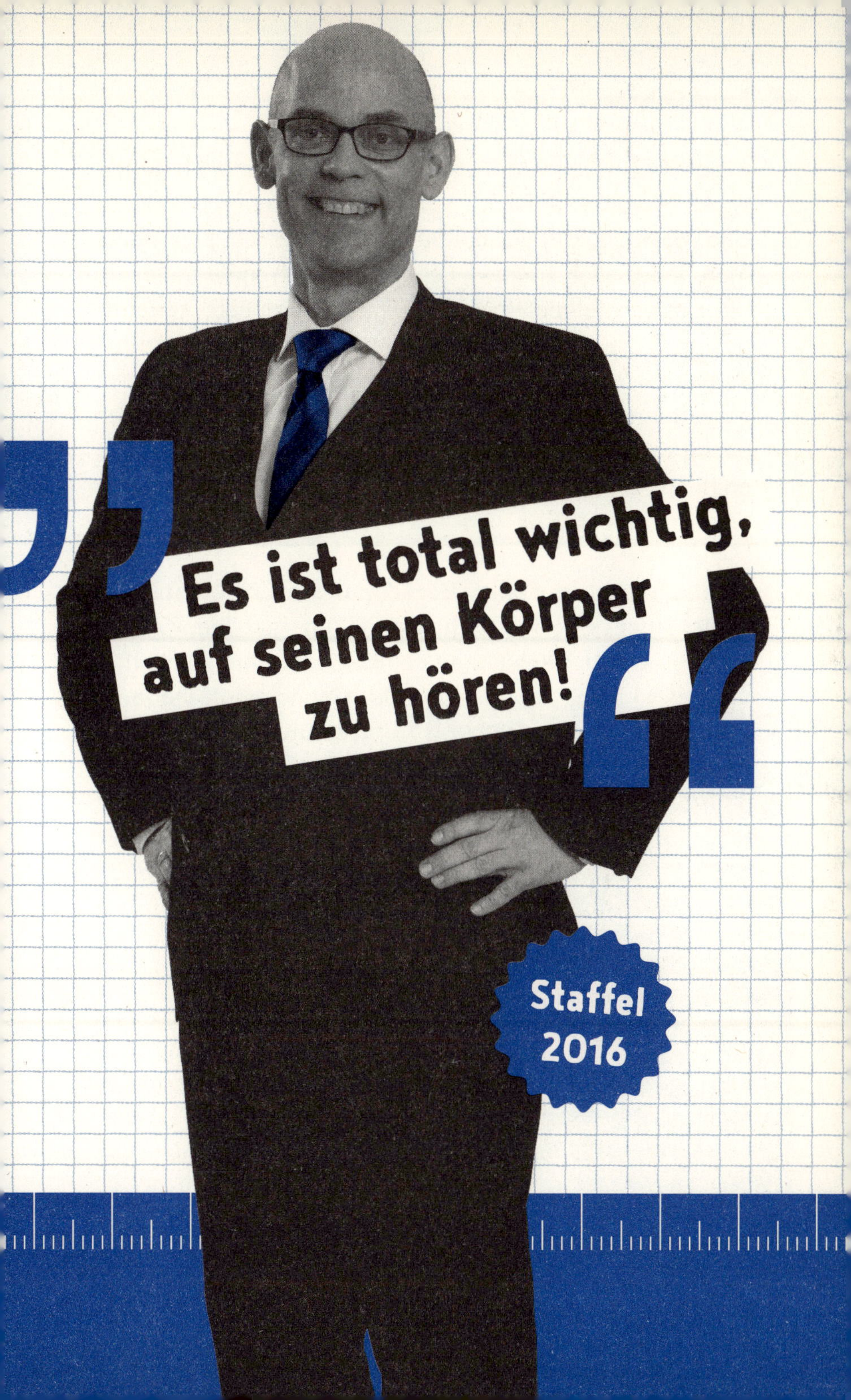
„Es ist total wichtig, auf seinen Körper zu hören!“
Staffel 2016

Bernd Oehmke 154,8 kg > 85,0 kg

»Von 154,8 Kilogramm habe ich mich in ziemlich genau sechs Monaten auf 75,3 Kilogramm ›heruntertrainiert‹. Das waren exakt 79,5 Kilogramm, die ich abgenommen habe; oder anders ausgedrückt: Ich habe mehr als die Hälfte meines Körpergewichtes verloren, genauer gesagt 51,36 Prozent.« Er betont, mehr habe prozentuell gesehen noch niemand vorher bei *The Biggest Loser* abgenommen. Auf diesen Rekord ist der 48-Jährige, der ein bisschen spitzbübisch von sich selbst sagt, er würde eher auf Ende dreißig denn auf Ende vierzig geschätzt werden, sehr stolz.

Was direkt auffällt: Bernd ist ein Zahlenmensch. Spricht man mit ihm, geht es viel um Tabellen, Zahlen, Daten, Fakten. Bernd kann das nur bestätigen, schon in der Grundschule habe er blitzschnell Kopfrechnen können, ohne Taschenrechner sei er schneller gewesen als andere mit Taschenrechner. Und auch bei *The Biggest Loser* hatte Bernd eine besondere Rolle inne, hat eine einzigartige Leistung erbracht: Schon nach wenigen Tagen musste Bernd das Camp wieder verlassen, durfte aber zu Hause als sogenannter Web Kandidat weitermachen. Da-

BERNDS ABNEHM-MANTRA

»Mein ultimativer Tipp zum Abnehmen? Werde dir im Kopf darüber klar, was du willst und visualisiere dein Ziel. Kaufe dir ein tolles Kleidungsstück, das dir noch zu klein ist. So hast du dein Ziel vor Augen und wenn du am Ball bleibst, passt du bald auch rein. Willensstärke macht sehr viel aus. Der Körper zieht dann schon nach, wenn die Einstellung passt.«

mals wusste er noch nicht, dass er als erfolgreichster Web-Kandidat wieder nach Andalusien ins Camp zurückkehren würde.

Aber auch zu Hause nahm Bernd radikal ab - auf eigene Faust und unterstützt durch ein Online-Fitness- und Ernährungs-Programm von einem der Web-Coaches. Rückblickend, so sagt er, seien es zwei Dinge gewesen, die ausschlaggebend für seinen Abnehmerfolg waren: »Die Arbeit mit dem Web-Coach und das ›Klick‹ im eigenen Kopf.« Hinzu kommt die Willensstärke von Bernd, die er schon ein Leben lang hat. »Wenn ich etwas wirklich will, wenn ich mir eine Sache in den Kopf gesetzt habe, dann ziehe ich das auch durch.« In Sachen Übergewicht hat Bernd lange auch mit seinen Extrapfunden leben können, wollte gar nicht unbedingt abnehmen und hat es deshalb auch nie ernsthaft versucht. Bis zu diesem Moment: Der Versicherungsmakler saß am Schreibtisch, hat Papierkram erledigt. Plötzlich bemerkt er ein Stechen in der Brust, das Atmen fällt ihm schwer. »Ich dachte direkt, das ist vielleicht ein Herzinfarkt«, sagt er heute. Glücklicherweise hat sich herausgestellt, dass es sich lediglich um einen eingeklemmten Nerv im Rücken handelte. Bernd war trotzdem gewarnt: »Ich habe gemerkt, so kann ich nicht weitermachen. Mit diesem Übergewicht tue ich meinem Organismus ganz schön was an, beim nächsten Mal ist es dann ja vielleicht wirklich ein Herzinfarkt.«

Das war Anfang 2015. Seitdem hat Bernd sein Leben konsequent umgekrempelt, beginnend mit der *The Biggest Loser*-Teilnahme 2016. »Am Flughafen hatte ich ein folgenschweres Aufeinandertreffen mit dem Fitness-

und Motivationscoach Daniel Aminati«, beginnt Bernd zu erzählen. »Direkt nach meinem Ausscheiden aus dem Camp. Ich habe Daniel dort zum ersten Mal gesehen. Die Chemie hat direkt gestimmt, das war schon ein spezieller Moment. Wir haben ein paar Sätze gewechselt und dann sagt Daniel einfach so zu mir ›Ich mache dich krass.‹ Der Satz ist hängen geblieben, das hat mich beeindruckt.« Bernd erzählt das, als sei es gestern gewesen. Man merkt, dass diese Begegnung, dieser Satz tatsächlich etwas in ihm ausgelöst haben. Von da an war mir klar: »Irgendwann habe ich auch mal so einen Body wie Daniel.«

Und tatsächlich, Bernd ist heute auf dem besten Weg zum Sixpack: Mit dem Online-Fitness-Programm hat er zu Hause extrem viel abgenommen und wurde vom The Biggest Loser Web-Coach dabei gecoached: Heute macht er alles alleine, beherzigt aber immer noch viele Tipps seines früheren Coaches. Unter anderem trainiert er ein spezielles Muskelprogramm. Ein Tipp, den auch Bernd so weitergeben kann: »Man kann immer und überall etwas machen. Das Argument, man habe keine Zeit für Sport, zählt für mich nicht mehr. Hier mal ein paar Sit-ups, da mal ein bisschen was mit den Armen machen: Und schon sind wieder einige Kalorien verbrannt.« Mittlerweile hat Bernd zu den Tipps seines Coaches eigene Ideen hinzugefügt, sich selbst ein ganz passendes, individuelles Abnehmprogramm geschustert.

Das hat auch schon in der Show funktioniert, nach sechs Wochen Power-Abnehmen zu Hause durfte Bernd wieder zurück ins »Hauptfeld, zu den anderen Kandidaten.« Da hat sich dann herausgestellt, dass Bernd auf eigene Faust am meisten von allen Web-Kandidaten abgenommen hatte. »Das war schon eine echte Überraschung für die anderen«, sagt Bernd. Auch er selbst war glücklich über seinen Erfolg, aber nicht so sonderlich überrascht. Denn: Auch beim Abnehmen ist Bernd ein Zahlenfuchs. Wie viel Liter hat er getrunken, wie viel Zucker gegessen, wie viel Gewicht hat er verloren? Das alles trägt er haargenau in eine Exceltabelle ein. »Irgendwann hatte ich alles so genau erfasst und vermessen, dass ich meiner Frau auf das Gramm genau sagen konnte, wie groß mein Gewichtsverlust am nächsten Tag sein würde.« Manche finden das vielleicht ein bisschen übertrieben, doch für Bernd war es der Weg zum Erfolg. Und nur das zählt.

Obwohl er sich nie richtig unwohl gefühlt hat als dickerer Mensch, sagt er rückblickend doch, dass er ganz schön eingeschränkt gewesen sei: »Ich war oft müde, alles ging viel langsamer. Ich hatte Probleme mit der Luft und geschwitzt habe ich auch viel zu viel.« Nach seiner Super-Abnahme ist das nun ganz anders, sagt Bernd: »Ich fühle mich bombastisch. Ich schlafe besser und schwitze nicht mehr. Ich bin körperlich und mental einfach sehr stark geworden.« Und das betont er wiederholt: Vor allem im Kopf müsse man stark sein, wenn man etwas erreichen wolle. Vor allem muss eine Sache in den Augen von Bernd stimmen: Das Zusammenspiel von Kopf und Körper. »Es ist total wichtig, auf seinen Körper zu hören. Seine Signale zu erkennen und dann zu wissen, wie man damit umgeht«, sagt Bernd. Was zum Beispiel tun, wenn man richtig großen Hunger hat? »Natürlich essen.«

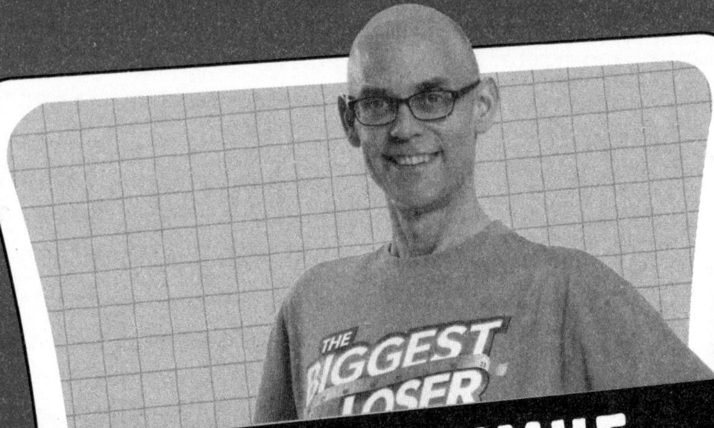

BERND OEHMKE

Geburtsdatum: 31.10.1968
Beruf: Versicherungsspezialist
Familienstand: verheiratet, drei Kinder
Wohnort: Dortmund
Größe: 1,80 Meter
Höchstes Gewicht: 154,8 Kilo
Aktuelles Gewicht: 85,0 Kilo
Ich habe bei *The Biggest Loser* mitgemacht, weil … ich den Klick-Moment für mich gesucht habe. Ich wusste, wenn ich mitmache, werde ich eine starke Leistung zeigen und wenn möglich sogar einen Rekord aufstellen. Das ist mir gelungen.
Mein Lebensmotto: Egal in welcher Situation man steckt, es gibt immer was Positives. Das Glas ist immer halbvoll.

Es sei aber wichtig, eben nur so lange zu essen, bis man keinen Hunger mehr habe: »Früher habe ich immer drei Teller runtergeschlungen, heute esse ich langsamer und bin nach einer Portion satt.«

Im Haushalt teilt er sich die Arbeit mit seiner Frau Britta; mal kocht sie, mal kocht Bernd. Im Erdgeschoss des Hauses hat seine Frau eine Kindertagespflege und Bernd schaut hier öfter mal vorbei. »Kinder sind so etwas Tolles. Am liebsten hätte ich selbst noch mehr.« Und das, obwohl mit Jonathan (7), Rebecca (5) und Valerie (3) seine Rasselbande schon recht ansehnlich ist. Ansehnlich, das ist bald auch der Bizeps von Bernd, so will er es zumindest. Nach der großen Abnahme folgt nun die Körperformung, das gezielte Modellieren einzelner Körperpartien. Da Bernd als selbstständiger Versicherungsmakler arbeitet, hat er den Luxus, frei über seine Zeit verfügen zu können. Deshalb sind ein bis zwei Stunden Krafttraining am frühen Nachmittag auch schon einmal drin – »solange ich keine fixen Termine mit Kunden habe.« Abends dann geht es meistens sportlich in die zweite Runde: Laufen, Badminton, Ausdauertraining, Bodyweight-Übungen, Bernd ist ein richtiger Sportjunkie geworden.

Aber nicht nur das. Er kann auch entspannen, »das muss natürlich auch mal sein«, findet er. Wenn er aussuchen dürfte wo, dann wäre es irgendwo am Strand. Meer, Sonne, Sand: Mehr braucht Bernd nicht, um abzuschalten. Er erinnert sich an seine letzten Urlaube und fängt an, von der Dominikanischen Republik und den Sonnenuntergängen auf Jamaika zu schwärmen. Passend dazu dann sein Lieblingslied in den Ohren – *Enjoy the Silence* von Depeche Mode – und Bernd ist happy. Nicht umsonst sagt er, dass Zufriedenheit ihm das Wichtigste im Leben sei: »Wenn man mit sich und der Welt nicht im Reinen ist, dann muss man gucken, was man dafür tun kann, damit sich das ändert. So einfach ist das. Es kommt darauf an, sich auch mal an die eigene Nase zu packen. Und wenn man dann einige Dinge verändert, wird vieles plötzlich einfacher, dann geht das eben plötzlich ganz leicht von der Hand.« Bernd kommt manchmal wie ein richtiger Philosoph daher, eine Art Abnehm-Guru. Er vermittelt seine Message in aller Ruhe und mit so viel Gelassenheit, dass man kaum anders kann, als ihm zu glauben. Mit Yoga allerdings – der Sportart, die ja Körper und Geist zusammenbringt – kann er nicht so viel anfangen: »Das ist irgendwie nicht meins«, sagt er. Er könne aber verstehen, wenn man darin total aufgehe: »Jeder soll das tun, was er mag.« Und, was mag Bernd selbst? Zum Beispiel Fußball. »Ich bin Schalke-Fan«, erzählt er, »und meine Frau ausgerechnet Dortmund-Fan.« Bernd lacht, dann ergänzt er: »Das ist bei uns aber kein Problem, wegen Fußball hängt der Haussegen nicht schief. So ein richtiger Fußball-Fanatiker bin ich dann auch nicht. Wenn Schalke nicht spielt, bin ich auch schon einmal für Dortmund. Viele meinen, das geht doch nicht. Ich finde, das geht schon.«

Seine Freizeit verbringt Bernd am liebsten mit seiner Family, er ist ein richtiger Familienmensch. Was die fünf dann zusammen machen? Gesellschaftsspiele zum Beispiel. »Ich habe einen ganzen Schrank voller Spiele. Jetzt, wo die Kids alle älter werden, kann man schon super Spieleabende machen«, freut er sich.

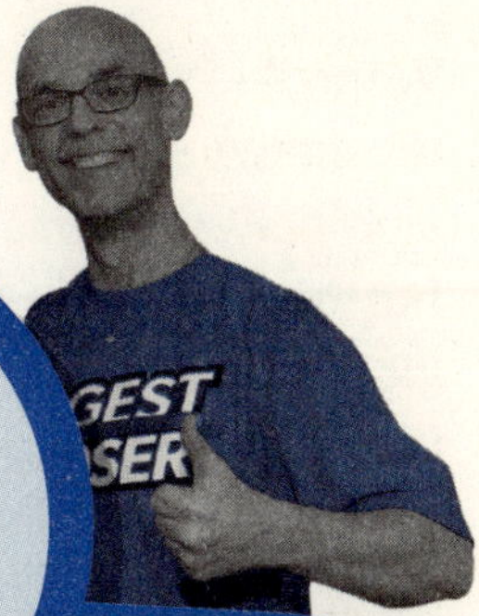

Bernds Top 5 Abnehmtipps

1. **Schaffe ein Kaloriendefizit.**
   Das bedeutet: Mehr Kalorien zu verbrauchen als zu essen. Das schafft man durch Sport und/oder eine kalorienarme Ernährung.
2. **Bewusstes Essen ist sehr wichtig.**
   Um den Überblick nicht zu verlieren, am besten aufschreiben, was man isst.
3. **Auf einen niedrigen Zuckergehalt bei Lebensmitteln achten. Man braucht nicht mehr als vier Gramm Zucker auf hundert Gramm Nahrung. In den meisten industriell gefertigten Produkten steckt einfach zu viel Zucker.**
4. **Viel trinken und maximal drei Mahlzeiten am Tag essen, dazwischen jeweils fünf Stunden pausieren.**
5. **Sport treiben und dadurch den Stoffwechsel ankurbeln.**

Bernd Oehmke 154,8 kg > 85,0 kg

Wenn Bernd, der mit seinem offenen Lächeln und den wachen Augen so viel innere Ausgeglichenheit ausstrahlt, sich etwas wünschen könnte, was wäre das dann? »Ich hätte gerne eine richtige Großfamilie. Mindestens vier, vielleicht auch fünf, sechs oder sieben Kinder. Kinder sind das Beste im Leben, ich kann sie immer um mich haben.« Dann macht er eine kurze, nachdenkliche Pause, fängt an zu grinsen und sagt: »Da hat meine Frau aber natürlich auch noch ein Wörtchen mitzureden.«

Eines ist sicher: Mit Bernd wird es so schnell nicht langweilig. Auch wenn er selbst eher besonnen und ruhig daher kommt, seine Worte mit Bedacht wählt, ist in seiner Bude und in seinem Leben viel Rambazamba. Bald hat er sich einen Sixpack antrainiert. Und, was ist mit seinen Trainingszeiten? »Die werden natürlich auch in Exceltabellen festgehalten«, sagt Bernd und lächelt zufrieden.

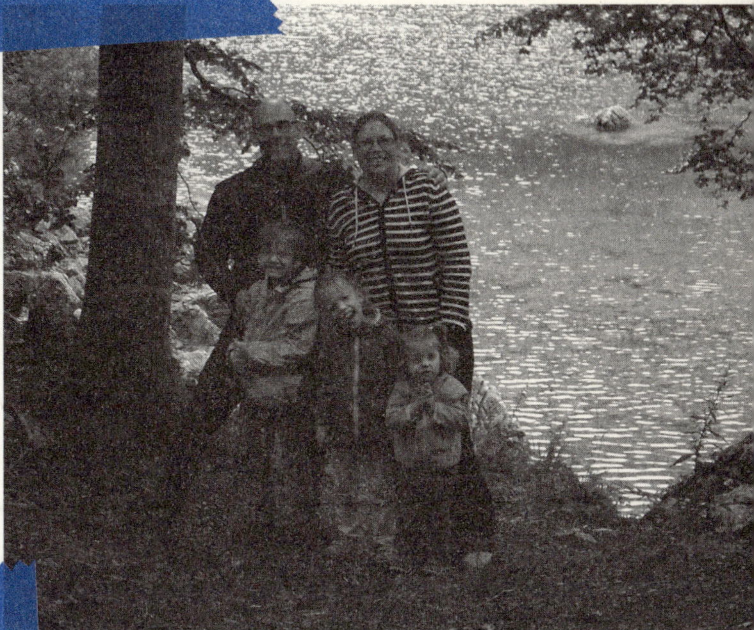

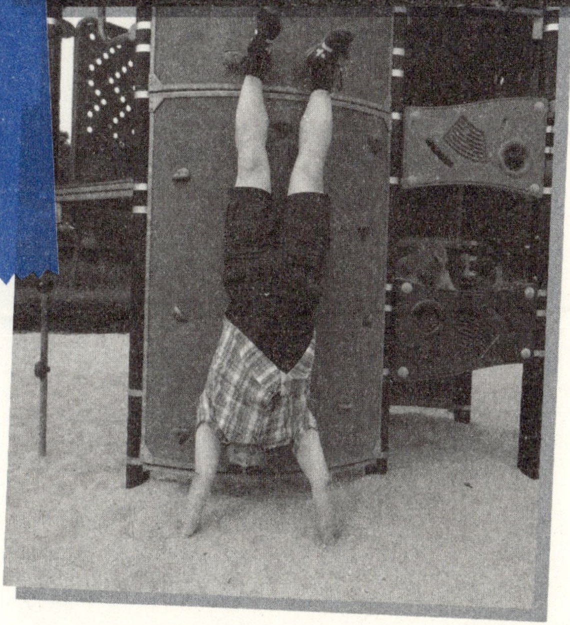

Bernds Ernährungstipps

Den Stoffwechsel ankurbeln, um mehr Kalorien zu verbrauchen:

Scharf essen! Am besten mit roten oder grünen Chilischoten würzen.

Eiskalte Getränke, schwarzen(!) Kaffee und grünen Tee trinken.

Ingwer, Zitrone und Minze in Getränke integrieren. Auch dadurch verbrennt man effektiver.

In die Sauna gehen. Bringt den Geist erst runter und dann den Körper auf Touren.

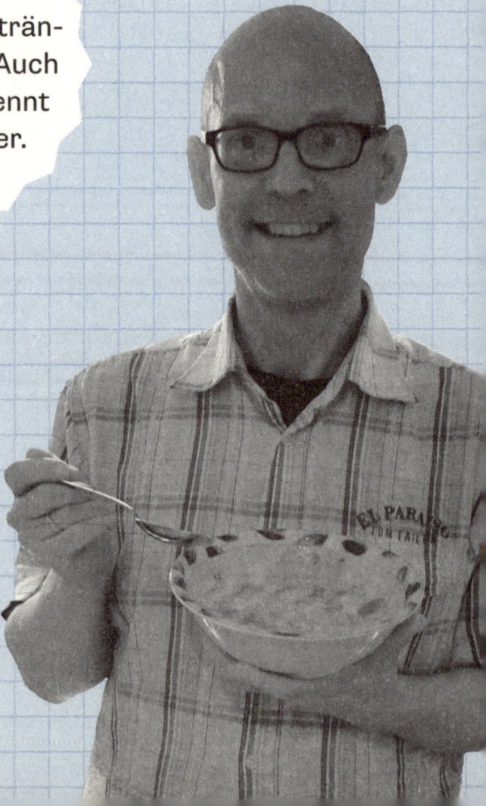

Leckere Low-Carb-Gerichte

Lachsfilet mit Brokkoli und Zucchini.
Wenig Salz und viel Pfeffer
zum Würzen nutzen.

Thunfisch mit Magerquark,
dazu Rosen- und Blumenkohl.

Alle Eiergerichte ohne fettige Beilage.
Denn generell gilt:
Wenige Kohlenhydrate, viel Eiweiß.

Bernds Lieblings-Schlemmergericht

An Weihnachten kann und will ich auf mein Lieblingsessen nicht verzichten: Das ist eine Gans, gefüllt mit Äpfeln und Maronen. Dazu gibt es dann Klöße, Rotkohl und eine leckere Sauce. Da lass ich dann Low Carb auch mal Low Carb sein.

Anna – Jurastudentin oder doch lieber Bikini-Model?

Anna hat ihr Körpergewicht mittlerweile mehr als halbiert! So kommt sie ihrem größten Wunsch näher: irgendwann einmal zu modeln. Einen Deal mit einem Bikinimoden-Hersteller hatte sie schon in der Tasche.

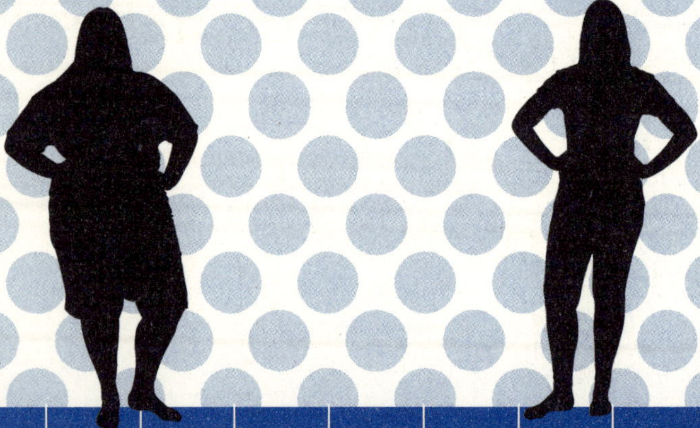

Höchstes Gewicht: **138,9 kg** Aktuelles Gewicht: **69,7 kg**

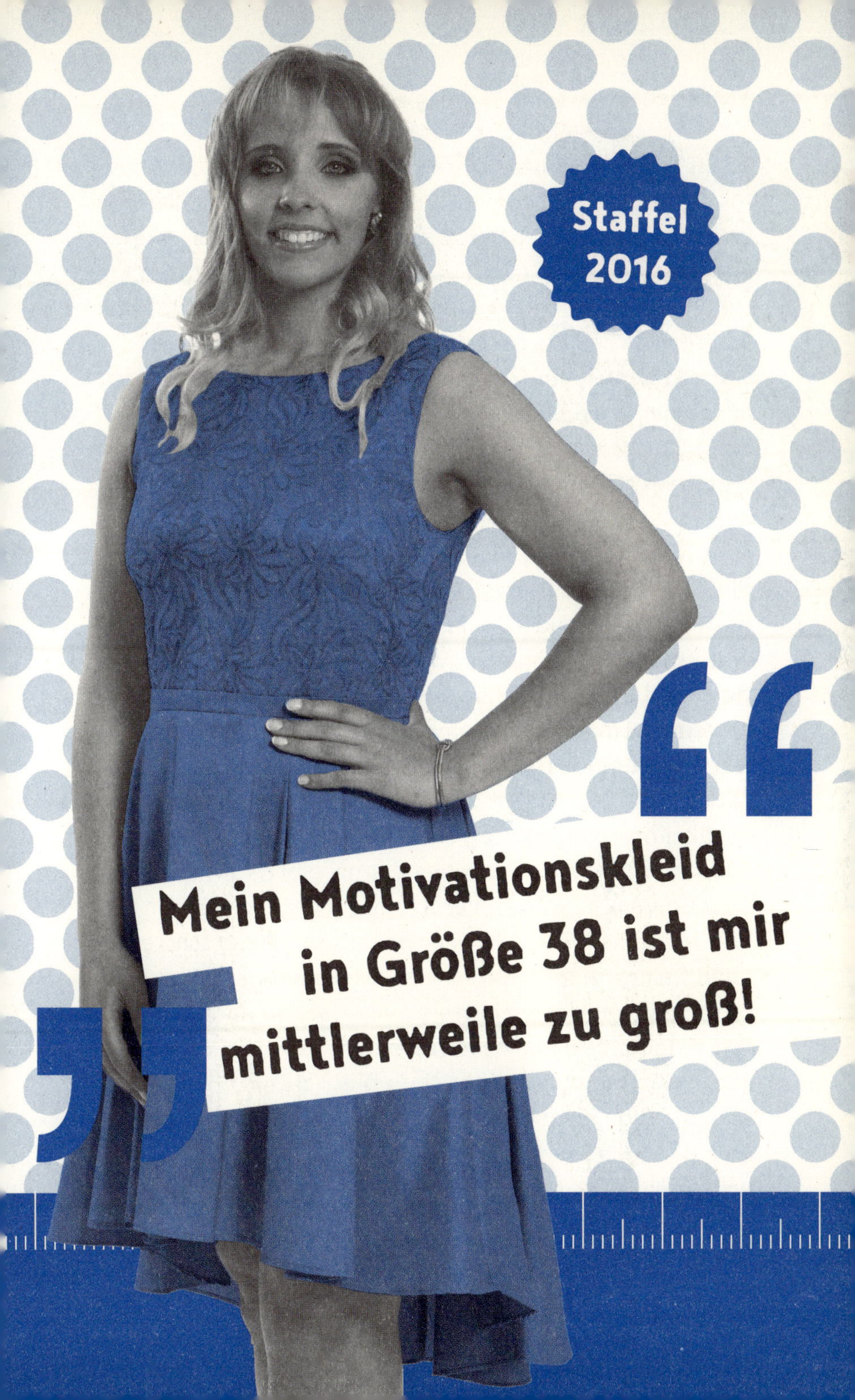
Staffel 2016
Mein Motivationskleid in Größe 38 ist mir mittlerweile zu groß!

Anna-Maria Mitsch 138,9 kg > 69,7 kg

47,28 - so viel Prozent ihres Körpergewichts hat Anna-Maria Mitsch in ihrer gesamten *The Biggest Loser*-Zeit verloren und fährt damit einen Rekord ein unter all den Frauen, die je an der TV-Show teilgenommen haben! Dabei ist die hübsche Blondine erst 22 Jahre alt. »Ich wollte allen zeigen, dass auch eine Frau *The Biggest Loser* werden kann«, sagte sie in der Sendung. »Das habe ich leider nicht geschafft und ich finde es eigentlich wirklich traurig, aber ich weiß genau, dass ich meinen Weg trotzdem gehen werde. Auch wenn es fürs Finale nicht gereicht hat.«

Anna war 2016 Kandidatin bei *The Biggest Loser.* Mit einem Startgewicht von 138,9 Kilogramm ging es ins Camp nach Andalusien. »Der erste Tag dort war mein härtester. Zwanzig total verschiedene, fremde Leute in ähnlicher körperlicher Konstitution werden ja in eine Extremsituation gebracht«, erzählt Anna. »Ein gewisser Stresspegel war bei mir aber grundsätzlich da.« Vor allem durch die Tatsache, dass sich die Ernährung von einen Tag auf den anderen komplett verändert hat und im Trainings-Camp plötzlich jeden Tag Sport gemacht wurde. Verstärkt dadurch, dass man mit keinem seiner Freunde oder seiner Familie offen reden konnte, um dieses Extrem zu verarbeiten. Ein erstes richtiges Hochgefühl hatte sie aber schon nach der ersten Woche, weil in dieser satte acht Kilo gepurzelt sind. »Das war der erste Schritt in die richtige Richtung!«, sagt sie. Von all den vielen nützlichen Tipps der Coaches war dennoch keiner ihr persönliches Mantra, vielmehr war es ein Satz, den Anna kurz vor ihrer Abreise gelesen hat: »Das Gewicht kam nicht an einem Tag; also wird es auch nicht an einem Tag wieder gehen.«

Vor der Sendung war Anna eher skeptisch, was den Erfolg angeht. »Ich habe mich schon gefragt, ob es längerfristig das Wahre ist, bei einer Fernsehshow mitzumachen, um abzunehmen«, erklärt sie. Heute, mit einem Gewicht von schlanken 69,7 Kilogramm bei einer Größe von 1,74 Metern kann sie diese Frage aber nur bejahen.

Zumal Anna-Maria nie zuvor in ihrem Leben dünn war. Sie erzählt, dass sie schon als Kind pummelig gewesen sei. »Ich habe einfach schon immer gern gegessen«, sagt sie lachend. Schleichend kam mit den Jahren immer mehr Gewicht dazu. Rund zwanzig bis dreißig Kilo seien auch aus Frust gewesen, einfach wegen der Nichtakzeptanz ihres Aussehens in der Gesellschaft. Abwertende Reaktionen und häufiges Getuschel, mal hinter vorgehaltener Hand, mal aber auch ganz offensichtlich, gehörten bei ihr zur Tagesordnung. Beim Klamotteneinkauf musste Anna sich schon mal Sätze anhören wie »Sie sind doch viel zu dick für dieses Kleidungsstück! « Sätze, die sie heute wütend machen auf eine Gesellschaft, die so wenig übrig hat für Menschen, die figurtechnisch nicht gerade der Norm entsprechen. »So etwas war wie ein Stich für mich, ich habe nicht so ein dickes Fell. Ich habe dann Trost im Essen gesucht«, erzählt sie. »Das klingt so krass. Ich habe immer mehr und mehr gegessen. Bin immer weniger rausgegangen und hatte dadurch auch immer weniger Bewegung.« Eine einzige Abwärtsspirale.

Direkt nach dem sechswöchigen Camp in Andalusien habe sie sich zunächst überfordert gefühlt. Während der Dreharbeiten gab es schließlich eine Routine. Zu Hause

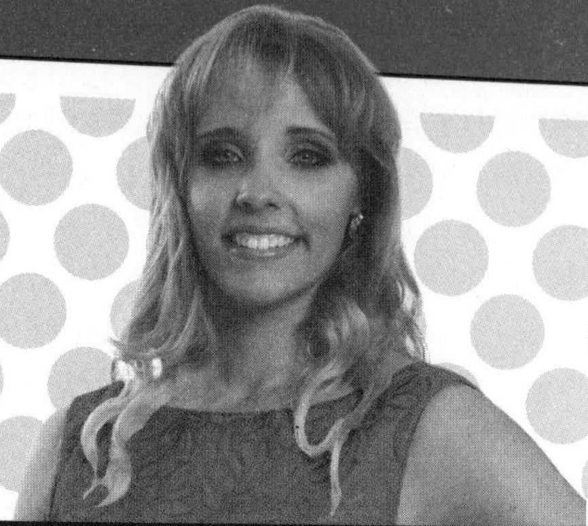

ANNA-MARIA MITSCH

Geburtsdatum: 04.04.1994

Beruf: Studentin

Familienstand: ledig

Wohnort: Alzey

Größe: 1,74 Meter

Höchstes Gewicht: 138,9 Kilo

Aktuelles Gewicht: 69,7 Kilo

Ich habe bei *The Biggest Loser* mitgemacht, weil … mich mein Leben, wie es bis dato war, nicht glücklich gemacht hat. Ich wollte mich endlich selbst lieben können, von anderen akzeptiert werden und mein Leben genießen können.

Mein Lebensmotto: Die Kraft zu lieben, die Gesundheit, sich, das Leben, Freundschaft und Geist zu genießen und zu erwidern, ist der Zauber, der alles bezwingt. *Ludwig Tieck* musste sie in ihrem Alltag in Heidelberg, wo die gebürtige Rheinland-Pfälzerin ihr Jurastudium begonnen hat, alles neu sortieren. »Im Camp gab es keine richtigen Versuchungen, daheim schon. Dass man da nicht in seine alten Muster zurückfällt, war die größte Herausforderung«, erinnert sie sich. »Hilfe habe ich abgelehnt! Das Problem war, ich musste es für mich alleine hinbekommen, um es auch für den Rest meines Lebens zu schaffen. Es musste bei mir ›Klick‹ machen.«

Als Anna nach Hause kam, hat sie sich erstmal ihr Lieblingsgericht gekocht, erzählt sie lachend: Lachs-Sahne-Gratin mit Nudeln. »Einen Tag lang das, worauf ich Lust hatte, das hatte ich mir verdient«, fand sie. »Es gab sechs Wochen lang gar keinen Genuss, das hat mir total gefehlt.« Zudem hatte sie Angst vor einem richtigen Flash, wenn sie sich zu viel auf einmal verbietet. Dann lieber einen Tag »normal« essen.

Als Motivation, ihre Ernährung dauerhaft umzustellen, hatte Anna von ihrer mittlerweile verstorbenen Oma ein Kleid in Größe 38 geschenkt bekommen – doch das ist mittlerweile zu groß! Zu ihren Eltern, die in Alzey in Rheinland-Pfalz wohnen, hat die Blondine ein liebevolles Verhältnis. Deshalb war ihr schönster *The Biggest Loser*-Moment auch das Wiedersehen mit ihnen. »Sie haben mich einfach in den Arm genommen und mir gesagt, wie stolz sie auf mich sind«, erzählt sie. »Das war ein tolles Ding!«

Schlussendlich haben sich ihre Essgewohnheiten mit der Teilnahme an *The Biggest Loser* grundlegend und dauerhaft verändert. Während es vorher auch zum Frühstück mal kalte Pizza gab – und sowieso immer alles je nach Bedarf und Lust - herrscht jetzt Regelmäßigkeit. Gegessen wird dreimal am Tag, das Naschen zwischendurch hat sie sich abgewöhnt. »Man muss auf seinen Körper hören«, sagt sie. Auch wenn es sich abgedroschen anhört. Anna hat sich zuerst ein Motivationsplakat gebastelt mit Zielgewicht, Anfangsgewicht und Sportplan - und für jede abgenommenen fünf Kilo hat sie sich eine Belohnung gegönnt, wie beispielsweise einen Tag im Schwimmbad, ein paar Ohrlöcher, ein Buch, eine Zeitschrift, einen Ausflug oder ein neues Kleidungsstück.

Zudem hat sie angefangen, alles aufzuschreiben, was sie isst, um sich daraus ihr ganz eigenes Konzept zu erstellen. Buttermilch steht immer in ihrem Kühlschrank - die trinkt sie nämlich täglich - neben frischem Obst und Gemüse. Statt Wasser mit Saft oder Cola gibt es ihre eigene »Limo«: Sprudelwasser mit Zitronenscheiben, das erfrischt und hat Geschmack. Weil sie Nudeln mag, gibt es die auch. Genauso wie Fleisch. Oder Eis. Statt dabei auf kalorienreiche Fertigprodukte zurückzugreifen, mag sie am liebsten ihr selbst gemachtes Eis.

Das Rezept dazu: Griechischen Joghurt, gefrorene Früchte und Honig (ggf. auch Puderzucker) mit dem Pürierstab mixen - und sofort servieren!

Um sich ausgewogen zu ernähren macht sie sonntags einen kompletten Essensplan für die Woche. »Ich kann alles essen, aber in Maßen«, sagt sie. »Das *Was* hat sich also gar nicht so fundamental geändert, eher das *Wann* und das *Wieviel.*« Anna braucht eine alltagstaugliche Ernährung, eine, die ihr keinen Jo-Jo-Effekt beschert. Alles, nur keine Diät! »Für mich zählt immer noch der Genuss beim Essen«, sagt sie. »Wenn ich jetzt jede Kalorie zählen müsste, fände ich das schrecklich.« Deshalb wiegt sie sich nur noch einmal im Monat. Ob sie sich mit ihrer Figur wohl fühlt oder nicht, das merkt sie auch ohne die Waage. »Es gibt Tage, da finde ich mich voll geil«, sagt sie. »Dann gibt es Tage, da denke ich, ich sehe aus wie ein aufgeplatzter Mehlsack.« Dann macht sie einfach mehr Sport.

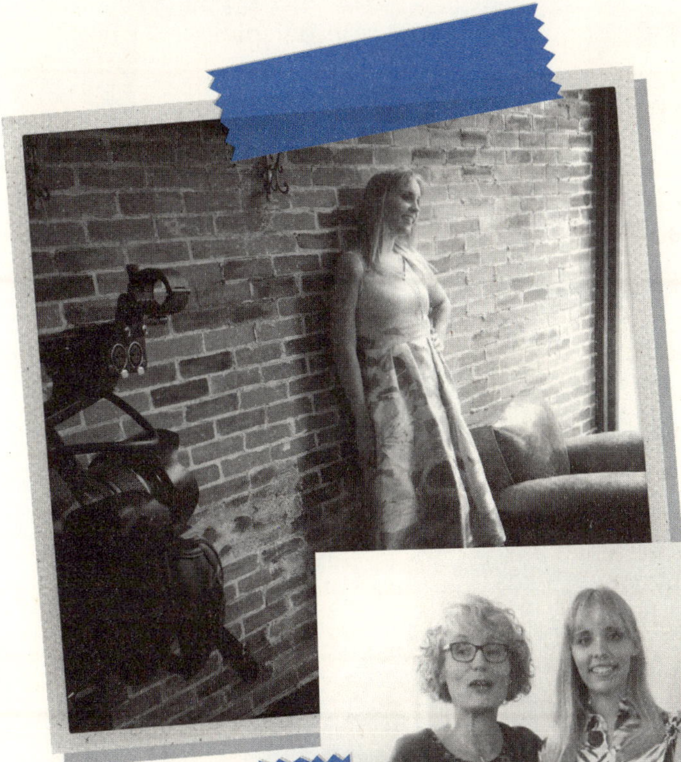

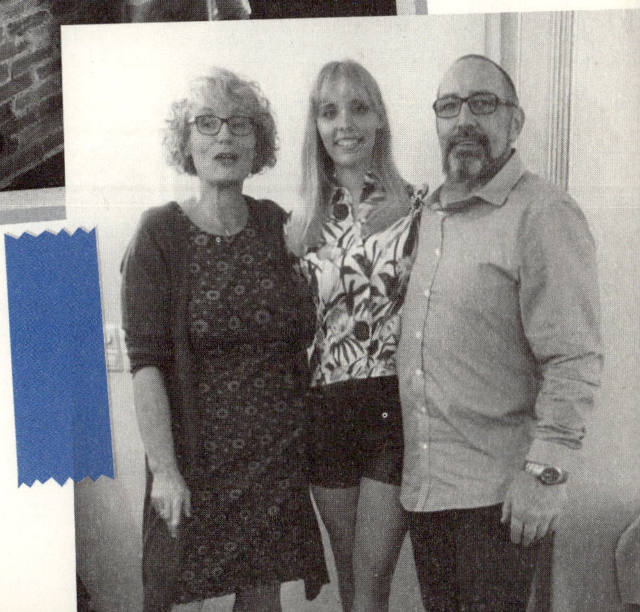

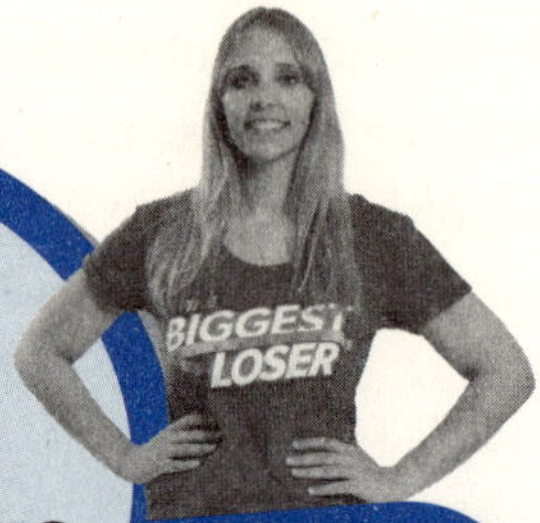

Annas Top 5 Abnehmtipps

1. Zunächst einmal: Es gibt kein Patentrezept – du musst deinen Weg finden!

2. Schreibe alles auf, was du isst und erstelle dir daraus dein eigenes Konzept!

3. Um dich ausgewogen zu ernähren, mach dir am Wochenende einen Essensplan für die ganze Woche!

4. Ein Motivationsplakat mit Anfangs- und Zielgewicht sowie Sportplan kann dir den Start erleichtern. Belohne dich für jede abgenommenen fünf Kilo!

5. Für mich sind sechsmal die Woche Krafttraining Pflicht – je eine bis eineinhalb Stunden, zuvor dreißig Minuten Cardiotraining wie Fahrradfahren oder Crosstrainer zum Warmwerden.

Denn der spielt neben der jetzt regelmäßigen Ernährung eine sehr wichtige Rolle in ihrem Leben. Da Anna eine Frühaufsteherin ist und schon morgens um sechs Uhr aktiv, kann sie gut mit zwei Stunden Fitnessstudio in den Tag starten. Aber etwas, bei dem sie sich auspowern kann, muss es sein. Yoga und andere »lahme Sportarten« sind nichts für sie. Für ihre Figur funktioniert Krafttraining am besten. »Den Cardio-Kram, dreißig Minuten Fahrradfahren oder Stepper, mache ich nur zum Warmwerden«, sagt sie. Dann geht es rund eine bis eineinhalb Stunden an die Gewichte - sechsmal die Woche. Dazu hört sie besonders gern Musik der Band Rammstein, vor allem die Songs *Ich will* und *Feuer Frei.* »Zum Muskelaufbau ist Training mit Gewichten einfach am effektivsten bei mir«, sagt sie. »Aber wie auch bei der Ernährung gibt es kein Patentrezept! Beim einen reagiert der Körper auf Krafttraining, beim anderen reicht fünfmal die Woche Laufen.« Zudem geht Anna jeden Weg zu Fuß und nimmt immer die Treppe statt des Aufzugs. Verbrennt eben auch Kalorien.

Wenn Anna nicht im Fitnessstudio steht, muss sie auch nicht immer volle Power geben. An einem Sonntag kann sie gut einfach mal gar nichts machen. Die 22-Jährige hat Phasen, in denen sie gern für sich ist und einfach mal ihre Ruhe hat. Nur ein bisschen lesen, fernsehen, chillen. »Dann gibt es aber wieder Zeiten, in denen ich ausflippe, wenn ich allein bin und das gar nicht ab kann«, erzählt sie. Gerade sitzt Anna in ihrer Dreizimmer-Wohngemeinschaft in Athen. Ja, in Griechenland. Dort macht sie nämlich seit September 2016 bis Januar 2017 ein Auslandssemester mit dem Erasmus-Austauschprogramm für Studenten.

Anna-Maria Mitsch 138,9 kg > 69,7 kg

Wie sie am Saronischen Golf gelandet ist? Eigentlich wollte die sympathische Jurastudentin ja nach Schweden. Da beim Erasmus-Programm Skandinavien aber sehr weit oben auf der Beliebtheitsskala steht und man nur mit jeder Menge Glück dort landet, war das schon mal raus. Französisch und Spanisch spricht Anna auch nicht, sodass sie sich letztendlich zwischen Litauen, Belgien und Griechenland entscheiden konnte. »Belgien war mir zu nah, mit Litauen kann ich nicht so viel anfangen, also blieb Athen«, erzählt sie. »Die griechische Kultur mit den Anfängen der Demokratie, das spielt schon gut mit rein in mein Fach.« Wer bei Erasmus übrigens an Partymarathon denkt, der liegt falsch. Denn Anna zieht ihr Jurastudium mindestens genauso ambitioniert und zielsicher durch wie ihren Abnehmplan. Sie lernt zwar nicht den ganzen Tag, aber für eine gute Klausurnote verzichtet sie gern auf jede Party. Schließlich hat sie noch Großes vor. Dabei helfen auch ihr neues Körpergefühl und die Energie, die sie durch *The Biggest Loser* gewonnen hat. Ohne die Teilnahme wäre das mit Sicherheit sehr viel schwerer gewesen.

ANNAS ABNEHM-MANTRA

»Das Gewicht kam nicht an einem Tag, also wird es auch nicht an einem Tag wieder gehen.«

Von Januar bis März 2017 macht sie zunächst ein Praktikum im Bundestag. Danach würde sie ihr sechstes Semester gerne in ihrer Traumstadt Hamburg wieder aufnehmen. Die Stadt habe so eine tolle Lebensqualität, der Hafen, die Leute - nach mehrmaligen Besuchen kann sich Anna sehr für die Hansestadt begeistern. Nach ihrem Studium möchte die Blondine in ferner Zukunft gerne Bundespräsidentin werden. »Also, ich finde, jeder von uns hat eine gewisse Verantwortung dem Staat gegenüber«, erklärt sie ihren doch eher ungewöhnlichen Berufswunsch. »Wir erwarten ja auch, dass der Staat uns gegenüber Verantwortung übernimmt. Für mich persönlich ist dies enorm wichtig, weswegen ich mich auch später beruflich dieser Verantwortung stellen möchte und als Bundespräsidentin sowohl das Vertrauen der Bevölkerung in den deutschen Staat als auch in die Europäische Idee stärken möchte.« Sollte es nicht klappen mit dem höchsten Amt im Staat hat Anna natürlich auch noch andere Optionen in petto: Richterin gehört ebenfalls zu ihren Traumjobs - im Staatsdienst zu sein ist schließlich auch sehr familienfreundlich.

Denn die ehrgeizige Anna wünscht sich selbst irgendwann ein Haus, einen Mann und zwei Kinder. »Total kitschig«, sagt sie lachend. Aber so ist es eben. »Liebe und Familie sind für mich das Wichtigste!«, betont sie. »Was nützt es mir, wenn ich eine Menge Geld verdiene und später im Alter alleine bin?« Einen festen Freund hat sie aktuell aber nicht, lieber genießt sie ihr Leben als Single und konzentriert sich voll auf ihre Karriere.

Dass sie heute wirklich schlank ist, kann Anna manchmal kaum glauben. »Vom Kopf her fühle mich manchmal immer noch dick«, sagt sie. »Es war bei all dem Training gar keine Zeit, sich selbst einmal intensiv mit dem Gedanken, endlich dünn zu sein, zu beschäftigen. Wenn ich eine Person sehe, die genauso viel wiegt wie ich, denke ich immer: ›Was? Das kann nicht sein, die ist doch viel dünner!‹« Wenn sie in Athen auf der Straße offen angeflirtet wird, ist ihr erster Gedanke: Wollen die mich verarschen? In ihren ersten Tagen in der Stadt ist Anna viel durch die Straßen gelaufen und dabei haben ihr jede Menge Autos hinterhergehupt - an einem Tag sogar ganze 26-Mal. Das erzählt sie mit schüchternem, ungläubigem Mädchen-Charme. Nicht etwa mit irgendeiner Form von Arroganz. Dabei könnte sie sich auf ihr Aussehen durchaus etwas einbilden, mit ihren blonden Haaren, den blauen Augen und den langen Beinen. »Ich kann Komplimente oft nicht einordnen«, sagt sie. »Ich genieße es schon auch, aber eher als Unterstützung, den Weg so weiterzugehen.« Schließlich sind Äußerlichkeiten doch nur die Oberfläche! Anna fand es traurig festzustellen, wie anders man behandelt wird, nur weil man sich äußerlich verändert hat. »Schrecklich! Ich bin doch der gleiche Mensch geblieben«, sagt sie. »Ich bin froh, dass ich die Veränderung von dick zu dünn machen konnte. Ich sehe das aber nicht oberflächlich. Glück hängt nicht vom Gewicht ab. Es geht darum, sich wohlzufühlen! Wenn ich dick glücklich bin - who cares? Ich habe mich nur selbst nicht mehr akzeptiert und musste etwas ändern.« Rückblickend fragt sie sich eher: Was habe ich meinem Körper nur angetan? Vor *The Biggest Loser* hatte sie gar nicht realisiert, wie schlimm es tatsächlich schon war.

Ihre größte Motivation abzunehmen war es, einmal einfach so hobbymäßig zu modeln. Als sie dann im Sommer ihren Urlaub auf den Kapverden geplant hat - und von ihren Badesachen natürlich nichts mehr gepasst hat - kam sie gemeinsam mit einer befreundeten Bloggerin auf die Idee, einen kleinen Deal mit dem schwedischen Bademoden-Unternehmen *To Die For Swimwear,* das heute *Elsa and Rose* heißt, einzugehen. Anna bekam einen Bikini für ihren Urlaub, dafür hat sie auf ihrer Facebook-Seite mit einem Rabattcode Werbung für die Bikinis gemacht. »Ich finde, das ist ein cooles Unternehmen. Sie shooten nämlich nicht nur mit Magermodels, sondern in erster Linie mit gesunden, ›normalen‹ Leuten«, erklärt Anna. Den Bikini hat sie übrigens in Größe S bekommen – und stolz getragen. Vielleicht modelt sie ja sogar selbst irgendwann mal, schließlich hat sie diesen Wunsch schon in der Sendung als Motivation geäußert.

»Für mich persönlich war es die beste Entscheidung in meinem Leben, abzunehmen«, sagt sie heute. »Und es hat sich im Nachhinein gelohnt. Ich kann es jedem nur empfehlen. Natürlich wird es auch Momente in der Abnehmphase geben, die nicht so gut laufen, aber man muss sich immer vor Augen halten, wie weit man schon gekommen ist. Selbst eine Abnahme von vierhundert Gramm sind vierhundert Gramm weniger!«

Anna-Maria Mitsch 138,9 kg > 69,7 kg

Annas Top 5 Tipps für den Urlaub

1

Behalte geregelte Essenszeiten bei!
Gerade bei All-inclusive-Urlauben neigt man dazu, sich rund um die Uhr am Büfett zu bedienen.

2

Iss vor allem frische Lebensmittel!
Die meisten Sachen am Hotelbüfett oder im Restaurant werden in fettigen Saucen gekocht oder damit übergossen. Achte daher darauf, dass es etwas Frisches ist! Das ist übrigens meist bei einheimischen Köstlichkeiten der Fall.

3

Trinke viel Wasser – sowohl vor dem Essen als auch währenddessen. Das gibt schon mal ein gewisses Sättigungsgefühl und der Heißhunger ist nicht mehr ganz so groß.

4

Versuche, dich auch im Urlaub an dein Ernährungskonzept von zu Hause zu erinnern! Natürlich ist das schon allein aufgrund fehlender Zubereitungsmöglichkeiten nicht immer möglich. Deshalb ist es wichtig, dir ähnliche Dinge zu suchen, um so deinen gesunden Weg beizubehalten.

5

Cheaten ist erlaubt! Es ist Urlaubszeit, also darf man sich auch etwas gönnen, ohne direkt ein schlechtes Gewissen zu haben. Dennoch bitte in Maßen und dafür vielleicht eine Runde mehr im Pool schwimmen oder Wandern gehen!

Umut – Der Fighter, für den seine Familie alles ist

Boxen, Verkaufen, Marathon laufen: Umut hat so einige Leidenschaften. Die größte? Ohne wenn und aber seine Familie. Er schwärmt von der Willensstärke seiner Mutter und liebt es, mit seinen Kids zu spielen. Seine Frau ist seine große Liebe. Allerdings ist eine Leidenschaft neu dazugekommen: Der Sport. Ob sich seine Frau Anne wohl Sorgen machen muss?

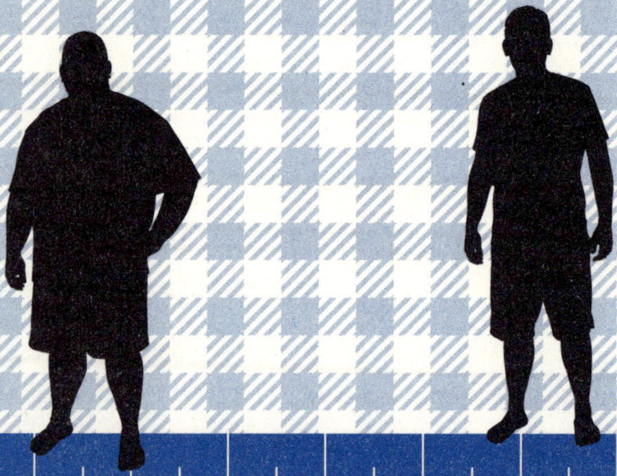

Höchstes Gewicht: **165,0 kg** Aktuelles Gewicht: **105,0 kg**

Staffel 2016

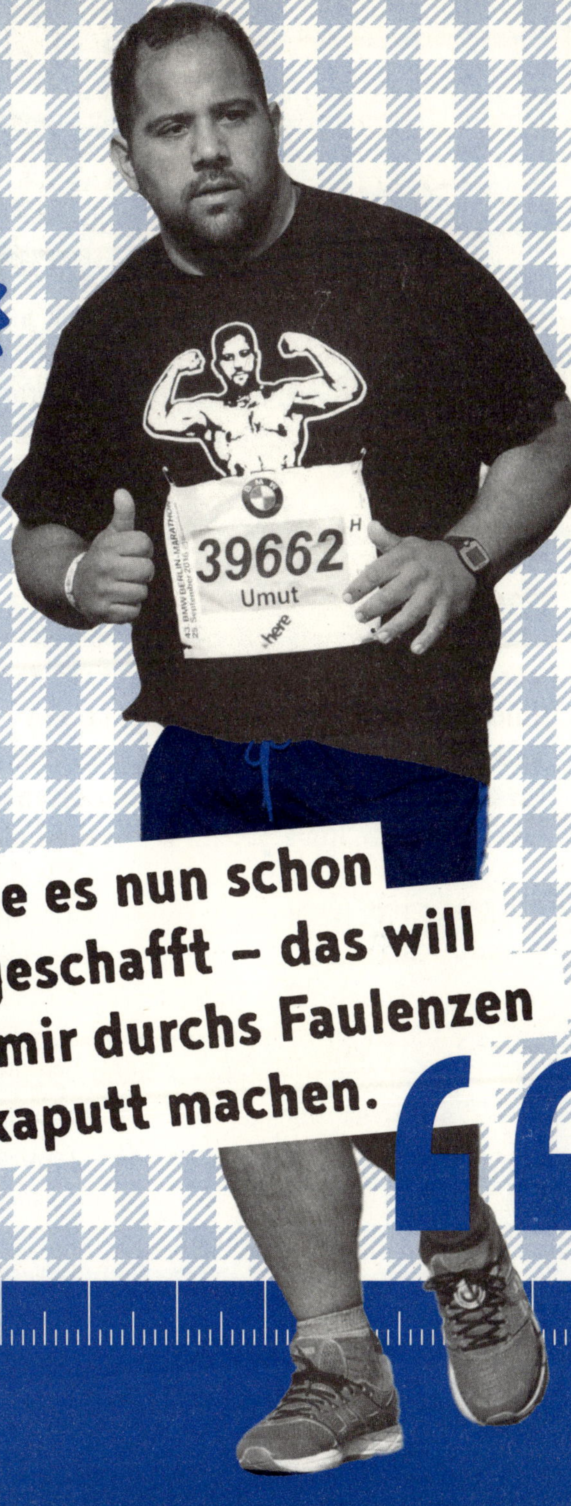

„Ich habe es nun schon so weit geschafft – das will ich mir durchs Faulenzen nicht kaputt machen."

Umut Savran 165,0 kg > 105,0 kg

Umuts Tage sind ordentlich durchgeplant: Um sechs Uhr steht er auf, um gemeinsam mit seiner Frau Anne die beiden Kids, den fünfjährigen Kaan und den zweijährigen Tolga für den Kindergarten fertig zu machen. »Wir teilen uns die Arbeit immer so, wie es gerade passt«, sagt Umut. »Wenn ich mal früher zur Arbeit muss, dann bringt Anne die Kinder weg und umgekehrt. Wir sind ein gutes Team.« Dann, meistens so gegen acht, gehts zur Arbeit: Umut arbeitet im Außendienst, bringt Reinigungsmittel an die Kunden. Sein Arbeitsalltag ist abwechslungsreich, mal trifft er sich mit Kunden, mal sitzt er im Büro, macht Ablage und bestellt neue Ware. Ein Job, der ihm viel Spaß macht, wie er sagt.

Und auch nach der Arbeit ist noch längst nicht Feierabend für Umut: »Dann geht es entweder noch eine Runde auf den Spielplatz oder manchmal auch ins Schwimmbad. Ich will ja was von meinen Kindern haben, mit ihnen was erleben. Von der Arbeit kommen, und den schlafenden Kids einen Kuss geben, das kommt für mich nicht in Frage.« Und auch danach heißt es für den 29-Jährigen noch nicht Füße hochlegen. Nach dem gemeinsamen Abendessen, wenn die Kleinen ins Bett gehen, geht Umut noch zum Sport. »Das habe ich mir total angewöhnt, ich muss und will am Abend nochmal den Arsch hochkriegen.« Jeden Abend macht er Sport, erzählt er. »Ich habe es nun schon so weit geschafft, habe schon so viel abgenommen. Das will ich mir durchs Faulenzen nicht kaputt machen.«

Recht hat er. Umut hat einiges abgenommen, ist rein äußerlich ein neuer Mensch. Sein Startgewicht, als er bei *The Biggest Loser* antrat, lag bei 165 Kilogramm – er konnte es auf 105 Kilo herunterschrauben, ganze sechzig Kilogramm hat er damit verloren. Zum Sieg hat es leider nicht gereicht, das wurmt ihn noch ein bisschen: »Es war knapp, zum Schluss haben um die fünf Kilo gefehlt.«

Apropos neuer Mensch: Umut erzählt von einer Begegnung, die schon ein bisschen verrückt war: Nach der Show hat er sich im Fitnessstudio angemeldet. Unerwartet trifft er dort einen alten Kumpel aus der Schulzeit. Er ging hin, hat ein, zwei Sätze mit ihm geschnackt. Erst dann hat er das riesen Fragezeichen im Gesicht seines Schulfreundes gesehen: »Und dann habe ich kapiert: Der hat mich überhaupt nicht erkannt. Der wusste gar nicht, wer ihn da angequatscht hat«, sagt er grinsend. Als er das Rätsel dann gelöst hatte, war der Kumpel ganz schön baff: »Er hatte die Show nicht verfolgt und war deshalb umso erstaunter.«

Von anderen, die die Sendung verfolgen, wird Umut noch heute angesprochen. »Im Fitnessstudio passiert es schon ab und zu, dass die Leute tuscheln. Aus dem Augenwinkel kann ich dann beobachten, wie die ihre Handys rausholen und anfangen, rumzugoogeln. Irgendwann kommt dann einer mit einem Bild von mir an und fragt, ob ich das bin.« Schon wieder lacht er. Der Berliner ist ganz relaxed, findet es schön, wenn er mit Leuten ins Gespräch kommt. Und das kann in ganz Berlin passieren. Er wohnt zwar im Osten der Stadt, aber treibt sich in allen möglichen Fitnessstudios herum: »Meine Tasche liegt meistens gepackt im Kofferraum; wenn ich zwischendurch oder direkt nach der Arbeit mal Zeit habe, nehme ich das nächstbeste Fitnessstudio, egal ob zum

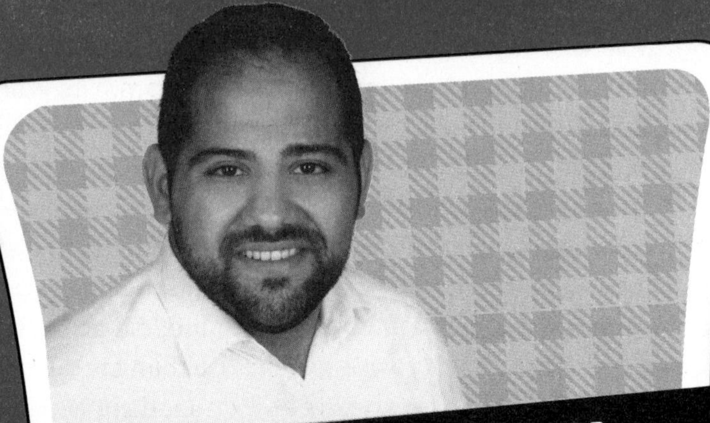

UMUT SAVRAN

Geburtsdatum: 11.09.1987
Beruf: Außendienstmitarbeiter Vertrieb
Familienstand: vergeben, zwei Kinder
Wohnort: Berlin
Größe: 1,80 Meter
Höchstes Gewicht: 165 Kilo
Aktuelles Gewicht: 105 Kilo
Ich habe bei *The Biggest Loser* mitgemacht, weil … ich das Sinnvolle – Abnehmen! – mit dem Nützlichen – ein möglicher Geldgewinn! – verbinden wollte.
Mein Lebensmotto: Gewinnen ist nicht alles. Die Hauptsache ist, dass du alles gibst, dir selbst treu bleibst und einen guten Kampf ablieferst, der Sieg kommt dann von ganz alleine!

Beispiel in Marzahn oder Kreuzberg, und setz mich an die Geräte.«

Dass er nach der Show sein Sportprogramm weiter durchzieht, war ihm direkt klar. Umut ist ein Kämpfertyp, einer mit einem starken Willen. Das hat er auch schon bei *The Biggest Loser* bewiesen. Ein Moment, der ihn sehr viel weitergebracht hat, bei dem er aber auch ordentlich auf die Zähne beißen musste, war die Rolltreppen-Challenge. Hier kam es darauf an, auf einer Rolltreppe, die abwärts fährt, durch nach oben Laufen »auf der Stelle stehen zu bleiben«. Schon beim Zuschauen sieht man, dass es kein Zuckerschlecken war für Umut. Man sieht aber auch noch etwas anderes: Entschlossenheit. »Als ich dann tatsächlich als Letzter noch lief, das war schon ein besonderer Moment für mich. Im Endeffekt war es der Gedanke an meine Familie, der mich angetrieben hat.« Und das zählt auch generell, seine Familie pusht ihn sehr. Seine beiden Söhne sind die Sonne in Umuts Leben. Wenn er nicht gerade Sport macht, verbringt er jede freie Minute mit den Jungs. »Ich liebe es, mit ihnen zu spielen. Jetzt noch viel mehr, denn jetzt habe ich ja die Puste.« Noch vor gar nicht allzu langer Zeit sei das noch anders gewesen, erzählt er: »Irgendwann habe ich gemerkt, so kann es mit mir und meinem Gewicht nicht mehr weitergehen. Ich will ja möglichst lange etwas von meinen Kindern haben und sie sollen auch möglichst lange was von mir haben. Ich musste etwas für meine Gesundheit tun, alleine schon wegen meiner Familie.« Umuts größte Angst ist deshalb auch, dass er eines Tages nicht mehr da sein wird: »Dann kann ich nicht mehr meine schützende Hand über meine Familie halten, nicht mehr für sie sorgen.«

Umut Savran 165,0 kg > 105,0 kg

Dass dem noch lange, lange, lange nicht so sein wird, dafür hat der 29-Jährige mit den Strahleaugen und dem offenen Lächeln nicht zuletzt durch seine Teilnahme und erfolgreiche Abnahme bei *The Biggest Loser* gesorgt.

Umut erzählt, er sei schon immer dick gewesen. Richtig unwohl hätte er sich damit nie gefühlt, seine Frau habe er auch kennengelernt, als er dick war. »Das war alles kein Problem, wir lieben uns so, wie wir sind.«

Jetzt, wo er es geschafft hat, so viel abzunehmen, macht er auch anderen Mut, es selbst zu versuchen. Sein Tipp? Die Taktik der kleinen Schritte: »Wer sagt, er habe keine Zeit, um Sport zu machen oder um sich etwas Ordentliches zu kochen, der belügt sich selbst. Der erste Schritt ist meistens ein kleiner, aber sehr wichtiger: ›Nimm die Treppe, nicht den Aufzug.‹ Dafür hat jeder Zeit.« Und, ein weiterer Tipp von Umut: »Am Ball bleiben. Wenn man im Monat ein Kilo abnimmt, dann ist das erstmal nicht viel. Aufs Jahr betrachtet sind das dann aber zwölf Kilo - also doch eine ganze Menge.« »Steckt den Kopf nicht in den Sand und gebt nicht auf, bevor ihr überhaupt angefangen habt!« - das ist die zentrale Botschaft, die Umut vermittelt. Er selbst hat letztens erst wieder diese Erfahrung gemacht: »Ich bin tatsächlich einen Marathon gelaufen«, sagt er. »Das wäre früher undenkbar gewesen. Ja, klar war es auch hart, gerade die letzten Kilometer, eigentlich konnte ich nach zwanzig Kilometern schon nicht mehr. Aber ich habe es durchgezogen.« Sein Ziel war, unter sechs Stunden zu bleiben - und das hat er auch geschafft: 5 Stunden und 29 Minuten standen auf der Tafel, als er ins Ziel eingelaufen ist.

Was Umut, den Menschen mit den scheinbar unendlichen Kraftreserven, gelegentlich allerdings doch schafft - Achtung, jetzt wird es mal für einen Moment ernster - ist die Ausländerfeindlichkeit, die ihm manchmal noch entgegenschlägt.

Auf dem Papier ist er ein Deutscher, von sich selbst sagt er, er sei Berliner. Geboren wurde er in Wiesbaden, seit seinem achten Lebensjahr lebt er, der türkische Wurzeln hat, aber in Berlin. »Das ist meine Stadt«, sagt er. Und trotzdem gäbe es immer wieder blöde Situationen im Alltag. »Zum Beispiel im Supermarkt«, erzählt er. »Das war schon als kleiner Junge so: Wenn ich mit einer Horde Freunden da rein bin, hatte die Verkäuferin mich immer extra im Blick, nach dem Motto: Bei dem mit den schwarzen Haaren kann man sich ja nicht sicher sein, ob der nicht doch mal was klaut.« Aber, Umut kennt auch andere Geschichten: »Für viele Leute, eigentlich die meisten, spielt es überhaupt keine Rolle, wie ich aussehe. Spätestens wenn ich den Mund aufmache, merken die, der redet ja so wie wir. Hat vielleicht sogar noch einen größeren Wortschatz als wir«, sagt er bestimmt und auch ein bisschen schelmisch und fängt wieder an zu lachen. Umut hat die Gabe, die Dinge zwar ernst, aber trotzdem auch auf die leichte Schulter zu nehmen. Er lässt sich von Negativem nicht herunterziehen.

Den positiven Blick, den unbändigen Willen, immer das Beste aus dem zu machen, was ihm gegeben ist, das hat er von seiner Mutter. »Sie ist ganz klar ein Vorbild für mich. Sie ist eine sehr willensstarke Frau, hat im Leben schon viel durchgemacht und immer alles zum Positiven gewendet.« Dann beginnt er zu erzählen: Von den fünf Kindern, die seine Mutter alleine großgezogen hat. Von seinem ältesten Bruder, der eine schwere Behinderung hat. Von der Kraft und Willensstärke, die seine Mutter Gülüzar ihm immer vorgelebt hat. Respekt, Bewunderung und Liebe schwingen in seiner Stimme mit, als er davon erzählt. Eines ist klar: Jeder, der Umut ein »Muttersöhnchen« nennt, macht ihm ein riesen Kompliment. Wem, wenn nicht so einer Frau, sollte man nacheifern?

Das, was ihm seine Mutter vorgelebt hat, gilt auch für seine Frau und die beiden Jungs: »Wir halten immer alle zusammen und stärken uns, wo wir nur können. Wir sind füreinander da, egal was ist. Das ist doch Familie.« Deshalb ist seine Familie auch ein großer Kraftspender für Umut: Egal ob bei einer Challenge bei *The Biggest Loser* oder bei einer Herausforderung im Alltag: »Wenn ich kurz glaube, es geht nicht mehr, denke ich einfach an meine Jungs. Und hänge mich für sie voll rein. Das gibt mir immer einen neuen Kraftschub. Dann geht es plötzlich doch noch weiter.« Umut ist einer, der nicht aufgibt. Genau wie seine Mutter. Und Umut ist auch einer, der frei heraus sagen kann, dass hinter jedem starken Mann eine noch stärkere Frau steht: »Warum auch nicht? Meine Frau Anne ist immer für mich da, hat Geduld mit mir, wenn es sein muss und geht selbst voll arbeiten. Das ist doch bärenstark.«

UMUTS ABNEHM-MANTRA

»Kalorienzählen ist das Nonplusultra. Wenn du mehr verbrauchst, als du zu dir nimmst, nimmst du auch ab. Das ist eigentlich ganz einfach.«

Bärenstark war auch Umuts Auftritt bei der Finalshow. Sein altes Ich? Davon hat er sich herzlich gern verabschiedet. Nun, nach der Show, heißt es für Umut - wen wundert es - weitermachen. *Nach* dem Marathon ist *vor* der nächsten sportlichen Herausforderung. Boxen war schon früher sein Hobby, und auch heute schlägt er noch gerne zu: Selbstverständlich nur beim Sport und nicht beim Essen. Hier hat er sich gut im Griff, gönnt sich auch mal einen Burger, geht danach aber auch wieder in den Ring oder ins Fitnessstudio. Und auch beruflich hat er noch einiges vor, irgendwann einmal will er sich gerne selbstständig machen - das ist zumindest sein Traum.

Wenn man sich seinen Werdegang anschaut, bemerkt man schnell, dass er auch hier am Ball geblieben ist, sich durchgebissen, besser noch: durchgeboxt hat. Zuerst Realschule, dann folgte das Fachabi. Hinterher ein duales Studium, und parallel dazu die Ausbildung als Bürokaufmann. Umut das Power-Paket: Auch im Job, nicht nur beim Sport. Heute ist er Wirtschaftsdiplomfachwirt, hat viel mit Kunden zu tun. Auch hier habe *The Biggest Loser* eine positive Wirkung auf sein Leben gehabt, erzählt er. »Wenn ich früher zu Kunden in den sechsten Stock marschieren musste, weil es keinen Fahrstuhl gab, habe ich erst einmal ordentlich geschnaubt und geschwitzt. Das macht ja nicht unbedingt den besten ersten Eindruck. Heute komme ich fit oben an, bin nicht aus der Puste und kann direkt loslegen.«

Gibt es denn auch Situationen, in denen er fast aufgegeben hätte? Man kann es fast gar nicht glauben, wenn man mit ihm spricht und sich vor Augen führt, was er

Umut Savran 165,0 kg > 105,0 kg

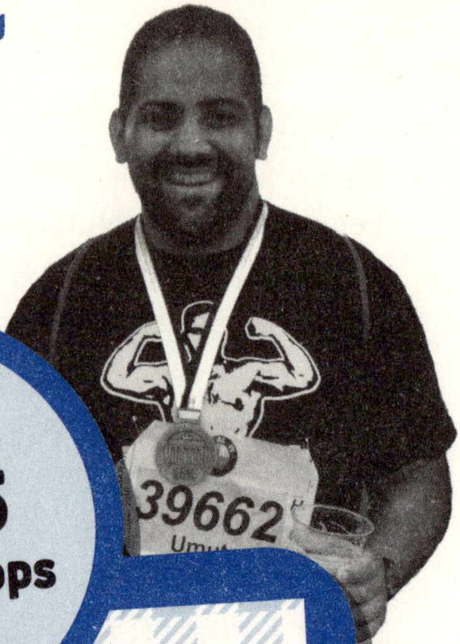

Umuts Top 5 Abnehmtipps

1. Mache Sport, egal welchen, und das so oft wie möglich: Dann kannst du dir auch mal was gönnen.
2. Plane deine Ernährung: Wenn du den ganzen Tag auf Achse bist, koche dir am Abend etwas vor. Dann läufst du nicht Gefahr, mal schnell was Süßes beim Bäcker zu holen.
3. Kleine Ziele setzen, von Woche zu Woche denken: Ein Kilo abnehmen ist besser als kein Kilo abnehmen.
4. Dranbleiben. Einfach immer weitermachen.
5. Räume deinen Kühlschrank aus und schmeiße alles raus, was dich in Versuchung führt. Meine Oma sagte immer: »Es soll lieber in den Müll wandern, als dass es meiner Gesundheit schadet!«

geleistet hat. »In der Show war der härteste Moment eigentlich der Anfang«, sagt er. »Es war die erste Nacht im Zeltlager. »Wir waren zehn Kerle, einer hat lauter geschnarcht als der andere, einer war auch dicker als der andere. Und das alles dann auf engstem Raum. Mein Bettnachbar hat so laut geschnarcht und hatte immer Atemaussetzer. Ich dachte echt, der stirbt. ›Wo bin ich hier bloß gelandet?‹, habe ich mir gedacht.« Heute wissen wir alle, dass Umut die Sache durchgezogen hat. Und auch, dass alle Schnarcher am nächsten Morgen gesund und munter aufgewacht sind. Umut kann jetzt darüber lachen, aber damals, das macht er klar, war das schon eine harte Nummer für ihn.

Und der emotionalste Moment während der Show? »Das war ganz klar das Telefonat mit meiner Frau. Es war nach etwa der Hälfte der Zeit, ich hatte gerade eine Challenge gewonnen und Anne hat mir noch mehr Mut gemacht. Andererseits wollte ich aber auch sofort wieder zu meiner Familie, ich habe sie schon sehr vermisst.« Umut erzählt, er war vorher höchstens mal drei, vier Tage von seiner Familie getrennt. Auch das war eine Herausforderung, die er gemeistert hat.

Umut hat es allen gezeigt. Für und wegen seiner Familie, die ihm immer den Rücken freihält. Das wird auch künftig so sein, da ist sich Umut ganz sicher. Pläne hat er viele. Und Kraft – Family sei Dank – noch viel mehr.

Umut Savran 165,0 kg > 105,0 kg

Top oder Flop

Freizeit-Edition

Buch oder Film?

»Ganz klar: Film! Da kann ich abschalten.«

Formel 1 oder Fußball?

»Auf jeden Fall Fußball. Mein Bruder spielt als Profi beim VfL Osnabrück in der dritten Liga. Da bin ich natürlich oft als Zuschauer im Stadion und feuere ihn an.«

Geschenke kaufen oder selber basteln?

»Selber basteln. Das kommt von Herzen.«

Hund oder Katze?

»Hund. Ich bin ein Hunde-Mensch.«

Hantel oder Hängematte?

»Erst Hantel, dann Hängematte.«

Obst oder Gemüse?

»Gemüse. Obst hat zu viel Zucker.«

Schämen oder Scheißegal?

»Scheißegal, ganz klar.«

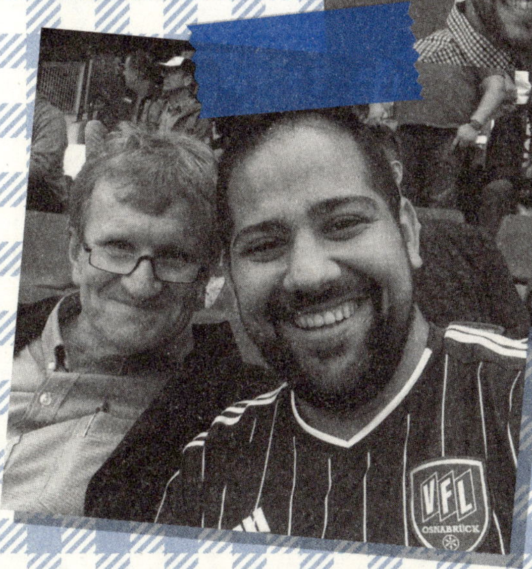

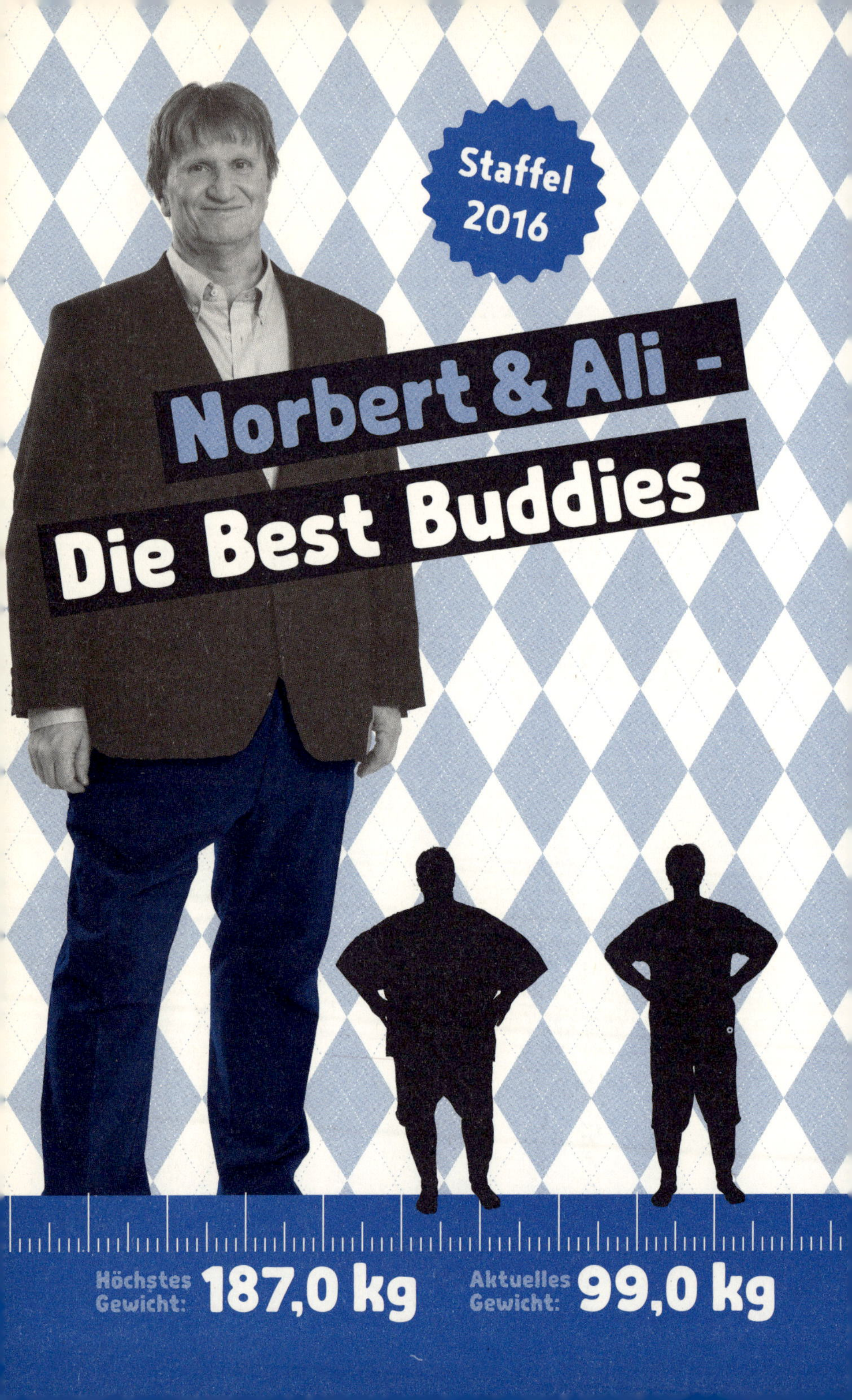
Staffel 2016
Norbert & Ali -
Die Best Buddies
Höchstes Gewicht: 187,0 kg
Aktuelles Gewicht: 99,0 kg

Einer war als Camp-Papa Sieger der Herzen, der andere nahm tatsächlich die fünfzigtausend Euro Siegprämie mit nach Hause – ein unschlagbares Team. Das fanden Norbert und Ali auch, deshalb wohnen und arbeiten sie jetzt sogar zusammen.

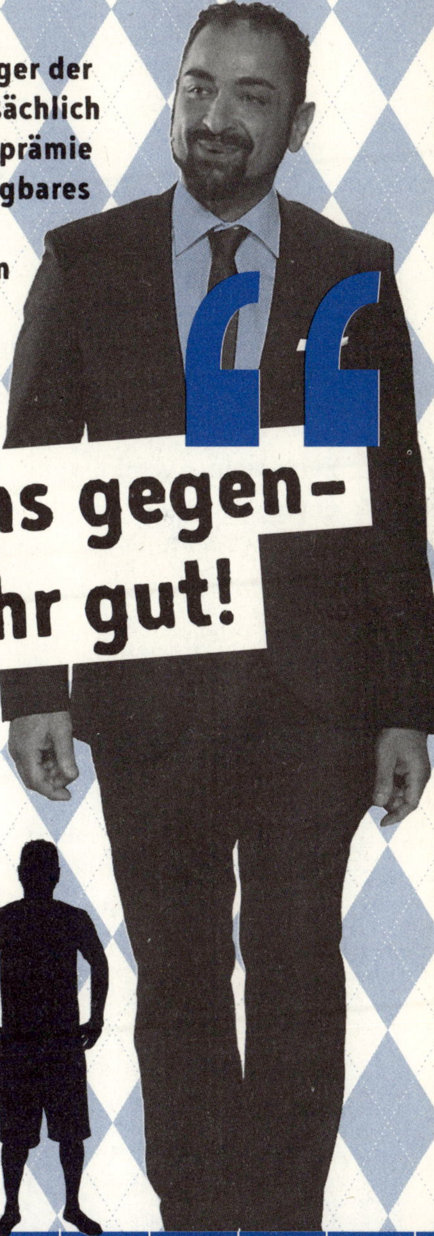

„Wir tun uns gegenseitig sehr gut!"

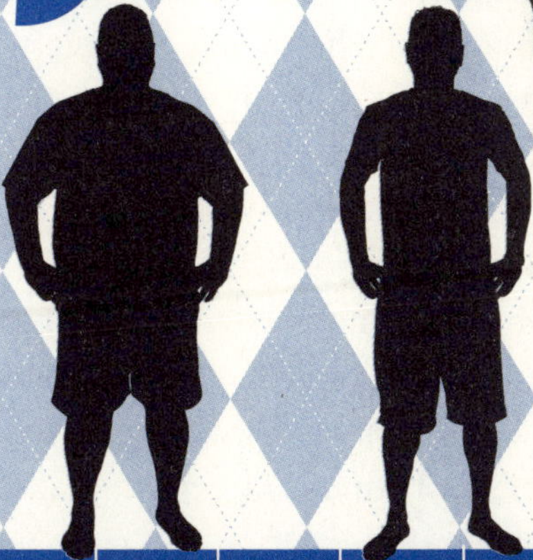

Höchstes Gewicht: **186,0 kg** Aktuelles Gewicht: **97,0 kg**

Norbert ⚖ 187,0 kg > 99,0 kg & Ali ⚖ 186,0 kg > 97,0 kg

Norbert Gieseke weckt Emotionen. Im Finale der *The Biggest Loser*-Staffel 2016 wurde kaum einer so gefeiert wie er. Fast wie ein Popstar, Standing Ovations inklusive. »Er hat unser aller Herzen gewonnen«, tönte Moderator Matthias Killing. »Alle lieben ihn, unseren Camp-Senior - und zwar zurecht!« Seine drei Kinder Julian, Niklas und Franziska hielten stolz ein Plakat in die Höhe, darauf stand: »Papa, du bist der Beste«! Zudem im Publikum: rund fünfzig Leute aus Norberts Gemeinde mit Fan-Shirts, ein echter Rückhalt für ihn. Das sei auch sein persönlicher *The Biggest Loser*-Höhepunkt gewesen, wie er erzählt. Von Killing gefragt, was dieser Hype in ihm auslöse, sagte der sympathische Alfhauser: »Ich bin schon ein bisschen stolz, dass ich diesen Weg gehen durfte.«

Das ist Norbert - ein ganz bescheidener Typ. Dabei war sein Weg tatsächlich kein leichter. Mit unglaublicher Disziplin kämpfte sich der Camp-Papa bis ins Halbfinale. Seine Veränderung war eklatant - nicht nur abgenommen hat er, er hat sich auch sonst optisch verändert. »Mein Bart hat mich dreißig Jahre begleitet, vielleicht sollte der auch mal weg«, sagte er in der Show und rasierte seinen Schnauzbart kurzerhand einfach ab. Personal Trainerin Mareike Spaleck lobte ihn in den höchsten Tönen: »Norbert flasht mich immer wieder aufs Neue, unglaublich, was dieser Mann hier alles schon geleistet hat!« Als sie ihn beim Einlauf im Finale gesehen hat, kämpfte sie mit den Tränen. Am überraschtesten war aber wahrscheinlich Norbert selbst: »Ich finde es schon krass, wie man sich verändern kann.«

Früher war Norbert in erster Linie ein Arbeitstier, ein Tausendsassa, dem ein einziger Job nicht genug ist. Dabei hatte er als Fachanwalt für Familienrecht in einer Kanzlei mit zwei weiteren Rechtsanwälten in Bersenbrück schon alle Hände voll zu tun. »Ich habe früher beim Arbeiten nie auf die Uhr geguckt«, erklärt er. »Es hat Spaß gemacht.« Norbert war zu dieser Zeit noch stellvertretender Bürgermeister in seinem Dorf Alfhausen, Schützenpräsident, Mitglied im Karnevalsverein und Geschäftsführer seiner eigenen Immobiliengesellschaft. Er war Mädchen für alles. »Wenn zum Beispiel ein neuer Kindergarten im Ort gebaut werden sollte, dann wurde ich angeschrieben, da sei doch die Bundesstraße in der Nähe und folglich Feinstaub, das sei doch unerträglich - machen Sie mal was dagegen«, erzählt er.

NORBERTS ABNEHM-MANTRA

»Nicht das Beginnen wird belohnt, sondern einzig und allein das Durchhalten!«

Zu all den Verpflichtungen im Dorf gehörten regelmäßige Sitzungen am Abend und viele Pflichttermine wie Kuchenessen zur Goldenen Hochzeit oder zum runden Geburtstag - Freizeit war quasi nicht mehr existent. »Früher war mein Job alles für mich. Geld verdienen und Ansehen standen auf Nummer Eins, heute ist das relativer«, sagt er. »Gesundheit hat jetzt einen größeren Stellenwert als früher. Es ist ein Geschenk gesund und leistungsfähig zu sein!« Deshalb sei er gerade intensiv dabei, Arbeit abzubauen. »Nach *The Biggest Loser* war mir klar: Ich will ein ganzes Stück kürzertreten, viele Sachen habe ich schon eingestellt. Ich will mich um mich kümmern! Ich genieße die zurückgewonnene Lebensqualität«, betont er. Stellvertretender Bürgermeister und Schützenpräsident ist er schon nicht mehr.

Dann gibt es da aber immer noch seine Immobilien. »Vor zwölf Jahren, als alle in Aktien gemacht haben und man vom Immobilienkauf vor allem aufgrund von Mietnomaden abgeraten hat, konnte man bei Zwangsversteigerungen für ein Drittel der Verkehrswerte Häuser ersteigern«, erklärt der ausgefuchste Geschäftsmann. So hat er sich ein weiteres Standbein aufgebaut und die Immobilien zu 2-Zimmer-Wohnungen umgebaut, da hier erheblicher Bedarf bestand. Dazu kommt noch eine Art Hotelprojekt, in dessen Rahmen er an Leiharbeiter aus der Umgebung kleine Apartments vermietet. »Dazu habe ich mich vor drei Jahren breitschlagen lassen«, sagt er. Neinsagen fällt Norbert offensichtlich einfach schwer und so kommt doch immer wieder etwas Neues dazu.

In einem seiner Häuser, Hauptstraße 1, hat Norbert im September einen Imbiss eröffnet – überraschenderweise zusammen mit *The Biggest Loser*-Kumpel Ali. Wie kam es denn dazu? »Ali wohnt seit August sogar bei mir«, erklärt Norbert. »Wir haben uns nach der Sendung nicht aus den Augen verloren und sind Freunde geworden.« In Norberts 130-Quadratmeter-Wohnung trinken sie morgens ihren Kaffee gemeinsam und machen im Keller Sport. Oder sie gehen zusammen laufen – vor und nach der Arbeit, zweimal am Tag Sport muss drin sein.

Mittlerweile haben die beiden nicht nur eine Wohngemeinschaft, sie sind auch noch Geschäftspartner. Es passte einfach perfekt, dass Ali gelernter Koch ist und zuletzt Franchise-Unternehmen aufgebaut hat und Norbert für seine neueste Immobilie in Dorfmitte einen Imbiss im Sinn hatte und auf der Suche nach einem kompetenten Partner war. »In dem Haus war früher ein Antiquitätenladen, der stand schon seit zwölf Jahren leer. Wir haben eine Altbausanierung gemacht, das war schon ein Aufwand«, sagt Norbert. »Und weil ich ungern etwas reell bezahle, habe ich die komplette Einrichtung - von der Imbissanlage bis zu den Möbeln - ersteigert, weil sonst alles zu teuer geworden wäre.« Am 2. September 2016 feierte die sogenannte *Goldgrube* in Alfhausens Mitte Eröffnung. Auf der Speisekarte stehen natürlich nicht nur Pommes und Currywurst, hier gibt's auch Salate und sogar einen Low-Carb-Burger.

Low Carb ist tatsächlich etwas, das für Norbert funktioniert hat, auf seinem Weg von 183,4 Kilogramm beim *The Biggest Loser*-Start zu mittlerweile 105 Kilogramm. Sein Ziel sind 99 Kilogramm - aber ganz entspannt. »Ich brauche keinen Adoniskörper«, sagt er. »Ich will ja auch kein Unterwäsche-Model mehr werden. Mir reicht es so, ich bin zufrieden.« Das Gewicht zu halten sei mit 187 Kilogramm aber leichter gewesen, erklärt er lächelnd. Allzu streng ist Norbert aber auch nicht mit sich selbst. Wenn er feiern geht, dann darf es durchaus ein Bierchen mehr sein. »Dann gehe ich eben am nächsten Tag eine Stunde länger aufs Laufband«, sagt er. »Und verzichte nicht auf mein zehntes Bier.« Oder wenn es mittags eine ordentliche Portion Spinat gibt, dann darf es auch die mit dem Blubb sein. »Sonst kann ich mich ja gleich erschießen, wenn ich davon auch nur noch die

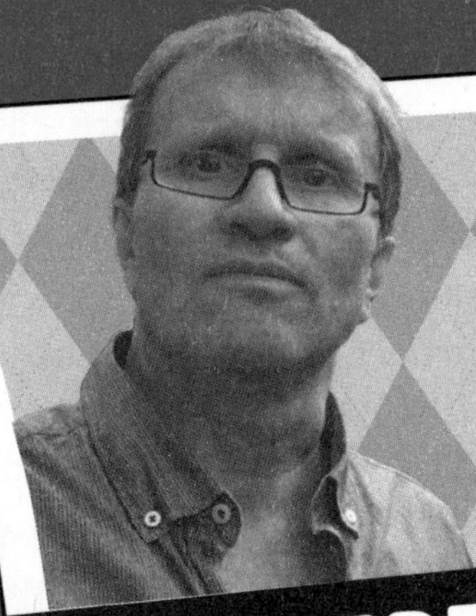

NORBERT GIESEKE

Geburtsdatum: 31.1.1965

Beruf: Rechtsanwalt, Fachanwalt für Arbeitsrecht & Familienrecht, Geschäftsführer einer Immobiliengesellschaft

Familienstand: getrennt, drei Kinder

Wohnort: Alfhausen

Größe: 1,81 Meter

Höchstes Gewicht: 187,0 Kilo

Aktuelles Gewicht: 99,0 Kilo

Ich habe bei *The Biggest Loser* mitgemacht, weil …
ich nicht mit einem Schlaganfall oder Herzinfarkt aus meinem Bürostuhl fallen wollte und die Erben sagen, er war ein nützlicher Idiot! (Über den Idioten hätte ich mich am meisten geärgert)

Mein Lebensmotto: Let's do it!

gedünstete Variante essen darf«, sagt der sympathische Familienvater. »Da ist es mir dann auch egal, dass Fett drin ist!« Häufig stehen Gemüse, Salat und Fleisch - ohne Beilage - auf seinem Speiseplan. Sein Lieblingsessen: Steak mit Zwiebeln. »Ich achte heute mehr auf das, was ich zu mir nehme«, erklärt er sein Konzept. »Ich esse nicht mehr, weil es Frühstück, Mittag, Kaffee und tausend Anlässe gibt, sondern reflektierter.« Da darf auch ab und an mal gesündigt werden - mit einem Eis oder einem Stück Schokolade zwischendurch. Essen muss für Norbert nämlich in erster Linie immer noch schmecken.

Der Alfhauser hat nie wirklich im Übermaß gegessen. »Ich war nicht der, der beim Mittagessen immer nach dem zweiten Schnitzel gefragt hat«, sagt er. Überhaupt sei er früher in der Schule der sportlichste von allen gewesen. »Ich war Kreismeister im Laufen, war mit dem Fußballteam in Amerika, ich hatte super Maße, um erfolgreich Sport zu machen«, erzählt er. Mit 18 Jahren habe er 75 Kilogramm gewogen. Dann kam sein Studium. Norbert sagt lachend: »Man weiß ja: So ein Jurastudium, das sind zehn durchgesessene Cordhosen.« Da fing sie an, seine Schreibtischsitzerei. Mangelnde Bewegung bei langen Arbeitszeiten sei bei ihm der Hauptgrund für seine massive Gewichtszunahme gewesen. Zum Verhängnis wurde ihm im Lauf der Zeit aber auch seine Lieblingsschokolade: Lindt Krokant – und zwar an vier Tagen die Woche je gut zweihundert Gramm davon. »Ich habe viel gearbeitet, nur gesessen und wenn man zwanzig Jahre lang jedes Jahr vier Kilogramm zunimmt, dann sind das schlussendlich auch achtzig Kilogramm«, erklärte Norbert schon in der Sendung.

Norbert 187,0 kg > 99,0 kg & Ali 186,0 kg > 97,0 kg

Für Sport blieb Norbert schlicht keine Zeit mehr bei all seinen Verpflichtungen. »Es war schon erschreckend, wie wenig ich mich noch bewegt habe«, sagt er heute. »Meine Leistungsfähigkeit vor der Sendung war gleich Null, ich konnte keine dreihundert Meter mehr laufen, ohne eine Parkbank zu suchen. Stühle taten mir leid, wenn ich mich auf sie setzte, und angezogen wurde das, was noch passte. Einkaufen war nur in Spezialgeschäften oder im Internet möglich!« Am meisten machte ihm dabei seine größte Problemzone, seine Leibesmitte, zu schaffen. »Der Bauch, der stört eigentlich immer und überall«, erklärte er in der Sendung. Beim Autofahren beispielsweise, das er eigentlich sehr gern gemacht hat, scheuerte der Bauch am Lenkrad. Als seine Gewichtsprobleme dann noch seine Gesundheit gefährdeten und man ihm im Krankenhaus eine Magenverkleinerungs-OP vorgeschlagen hat, stand für Norbert fest, dass sich etwas ändern muss. Eigentlich war ihm das auch schon zu Beginn des Jahres klar. Denn Norbert schreibt sich jedes Jahr an Silvester auf, was er sich für die vor ihm liegenden 364 Tage vornimmt – und in diesem Jahr stand da tatsächlich: Gewicht reduzieren. Zu lange habe er nach dem Prinzip »Morgen fange ich an« gelebt. Es musste endlich etwas passieren.

31,6 Kilogramm hat Norbert in den sechs Wochen im *The Biggest Loser*-Camp in Andalusien abgenommen. Und das, obwohl ihm das keiner so recht zugetraut hat. Der Alfhauser hatte sogar eine Wette laufen: Einer seiner Mandanten habe zu ihm gesagt, er sei ein Trottel, dass er bei der TV-Show mitmache – und gesagt, er bekomme fünfhundert Euro, wenn er fünfzig Kilogramm abnimmt. Das war dann auch seine größte Motivation. Nicht das Geld, vielmehr wollte er sich die Demütigung ersparen! »Ich wollte nicht als Vollhorst dastehen«, betont er. Vor allem seine drei Kinder sollten sich nicht für ihn schämen müssen. »Wenn die gesagt hätten: ›Papa, du bist peinlich!‹ Das wäre nicht gegangen«, erklärt Norbert. Deshalb war für ihn gerade die erste Woche im Camp seine härteste. Die ersten drei Challenges – den Berglauf, das Reifenschleppen und das Tauchen nach den Schlüsseln – zu überstehen und sich ein Trikot zu erkämpfen war echt harte Arbeit für ihn. Selbst Personal Trainer Ramin Abtin traute ihm das anfangs nicht zu. »Als ich gesehen habe, wie er geht, dachte ich mir schon: Der kann keine Qualifikation schaffen«, erklärte er. Selber habe sich Norbert gleich in der ersten Woche überlegt: »Wie kommst du da bloß mit Anstand wieder raus?«, gibt er lachend zu.

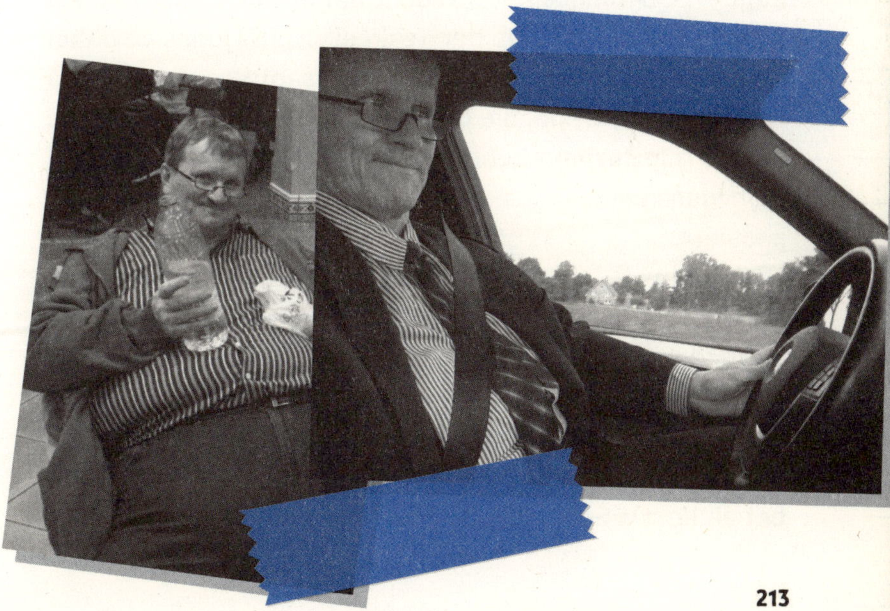

Aber Woche um Woche wurde er stärker und überraschte alle mit seinem Kampfgeist. »Als ich das erste Trikot bekommen habe, ist eine Last von mir abgefallen«, erklärt er. Danach habe er immer weiter gekämpft. Und selbst in den härtesten Momenten - anders als viele seiner Mitstreiter - keine Träne vergossen. »Ich hab gesagt: Ich weine nicht!«, erzählt er. »Wenn ich traurig war, hab ich einfach meine Ohrstöpsel rein und so getan, als würde ich schlafen.« Was ihm tatsächlich immens geholfen hat, war seine eigene Willensstärke. »Das war ja mein Vorteil: Ich bin relativ konsequent«, erklärt er. »Ich hab mich gequält und konstant abgenommen. Ich sag mal: Ich bin immer im Mittelfeld geschwommen, nicht groß auffallen, ja, und dann weiterschwimmen.« Das Überraschungsmoment war es auch, das Norbert so erfreut hat. »Die Muschel-Challenge zum Halbfinale - da war ich dann endlich genauso stark wie die anderen Mitspieler«, sagt er. Obwohl keiner so recht damit gerechnet hat. An besondere Ratschläge der Trainer erinnert er sich dabei nicht. »Es waren nicht die Tipps«, sagt er. »Es war die positive Motivation, die gegeben wurde und dass sie uns immer mit Respekt behandelt haben - obwohl wir richtig dick waren.«

In der Show gab sich Norbert sehr willensstark: »Aufgeben ist für mich nie eine Option. Ich habe einen Kampf angenommen. Den gegen mein Gewicht - und den werde ich auch nicht aufgeben.« Trainer Ramin sagt später einmal über ihn: »Norbert ist kein Weichei. Aufgestanden, weiter gehts!« Geholfen habe dem Dreifach-Papa bei all dem seine Tochter Franziska, die ihm einen Brief in den Koffer geschmuggelt hat. »Den habe ich sicher fünfzig Mal gelesen, und da war ein Satz drin, der mich besonders berührt hat: ›Wenn dir die Trainer auf den

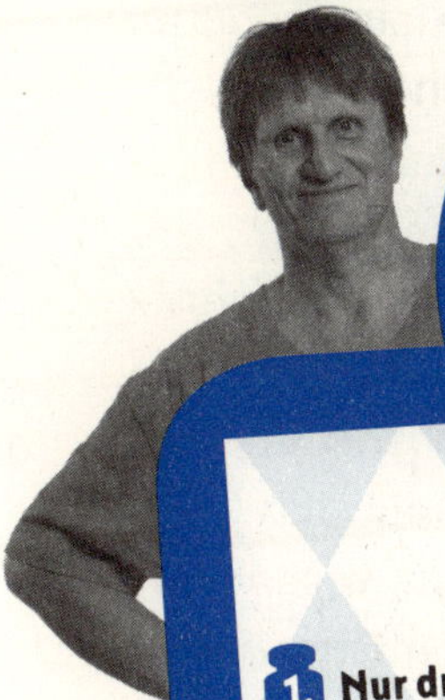

Norberts Top 5 Abnehmtipps

1. Nur drei Dinge: Ernährung, Bewegung und Motivation – ein leckerer Cocktail. Das schwierigste davon ist sicher die Motivation.
2. Sport ist immer sechzig Minuten lang, nicht 59 oder 57 Minuten.
3. Wenn du Kalorien zählst, zum Beispiel 1200 am Tag zu dir nimmst, dann müssen diese auch schmecken!
4. Eine dauerhafte Gewichtsreduzierung ist eine Lebensumstellung! Wenn du eine Diät machst und nach Beendigung dieser wieder in alte Verhaltensweisen zurückfällst, brauchst du erst gar nicht zu starten!
5. Baue Bewegung in deinen Alltag ein – und zwar regelmäßig! Mein Handy-Schrittzähler ist mein schlechtes Gewissen, zehntausend Schritte am Tag sind Pflicht!

Zeiger gehen, denk immer daran: Sport macht Spaß!‹«, erzählt er. Und dann fällt ihm noch ein Ratschlag ein, mit dem er so gar nichts anfangen konnte. »Eine der damaligen Coaches, eine Tänzerin und Choreografin, sagte: ›Deine Mitte ist dein Bauchnabel‹«, erzählt er lachend. »Das hätte sie sehen können, dass das bei mir nicht stimmt!«

Bei seiner Heimkehr nach den sechs Wochen in Andalusien empfingen Franziska und Sohn Niklas ihren *neuen* Papa. Norbert sagte über seine Zeit bei *The Biggest Loser:* »Es war ein Leben auf der Überholspur. Ich habe mein Leben verändert, ich habe meine Größe verändert, ich habe meine Gürtel verändert. Es hat mich, glaube ich, komplett verändert.« Seine Tochter, die selbst in der zweiten Bundesliga Fußball spielt, erklärte: »Damit habe ich nicht gerechnet. Ich bin stolz auf ihn!« Sohn Julian konnte nicht vor Ort sein, aber er schickte eine berührende Videonachricht aus den USA, in der er seinem Vater sagte, dass er an ihn glaubt und ihn ganz doll lieb hat. Norbert war zu Tränen gerührt. Im Anschluss hatten Norberts Kinder die Idee, gemeinsam mit ihm zum Trimm-dich-Pfad zu fahren. Heute kein Problem für ihn! Sein Sohn Niklas erklärte hinterher sogar: »Ich habe das Gefühl, dass Papa fitter ist als ich!« Dann hatten sie noch eine Überraschung für ihn: eine große Party mit all seinen Lieben – von seinen Eltern bis zum Karnevalsverein. »Ein dreifaches Alfhausen, Helau!« Norbert hat Familie und Freunde schwer beeindruckt. Woran er sich nach seiner Rückkehr aus dem Camp noch genau und auch sehr gern erinnert, ist der erste Einkauf neuer Hosen gewesen. »Ich hab mir bei C&A im Winterschlussverkauf sechs neue Hosen von der Stange gekauft«, erzählte er. 146 Euro hätten die gekostet, das wisse er noch heute. Dass er wieder in normale Geschäfte gehen und sich einfach etwas aussuchen könne, sei einfach großartig.

Von Camp bis zum Finale hat Norbert 66,6 Kilogramm abgenommen – und damit die Wette gegen seinen Mandanten gewonnen. Und natürlich hat Norbert seinen Wettgewinn gewinnbringend eingesetzt: »Dafür habe ich mir für die Zeit zwischen Camp und Finale einen Personal Trainer geleistet. Er hat zweimal die Woche Training mit mir gemacht und mir einen Diät-Plan aufgeschrieben: 200 g Pute, 3 Eier, dann noch mal Pute, dann noch mal Hähnchen. Nach drei Tagen konnte ich Puten- und Hähnchenfleisch nicht mehr sehen«, erzählt er lachend. »Ich hab sogar einen Würgereiz bekommen, als ich es in der Kühltheke gesehen hab – das kann nicht sein!« Deshalb hat er das rigorose Training bereits nach einer Woche wieder abgebrochen. Und sich selbst einen machbareren Plan erstellt: mit 1200 bis 1500 Kalorien plus zwei Stunden Sport am Tag. »Ich dachte mir: Du bist weit gekommen«, sagt er. Er habe mit 4,2 Kilometern in der Stunde auf dem Laufband angefangen, am Ende konnte er 8,5 Kilometer pro Stunde laufen. Vom Personal Trainer habe er nur eine Sache beibehalten: Nach dem Sport am Abend könne man ruhig eine große Portion Magerquark essen, denn mit Eiweiß im Körper verbrennt man besser Fett. »Das mache ich heute noch gern, fünfhundert Gramm Quark und dann hat man auch das Gefühl, dass man satt ist«, erklärt er. »Das hat mir weitergeholfen.«

Norbert 187,0 kg > 99,0 kg & Ali 186,0 kg > 97,0 kg

Gewonnen hat Norbert bei all seiner Disziplin aber nicht, er musste den Titel seinem Freund Ali zugestehen. »Man muss als Verlierer auch verlieren können«, sagt er. »Ich bin zwar nur Achter geworden, aber ich habe das Gefühl, die Leute mögen mich.«

Norbert wird auch in der Öffentlichkeit viel angesprochen. In einer Pizzeria haben sie ihm neulich sogar eine Überraschung bereitet und mit Grünzeug »TBL« auf seine Pizza »geschrieben«. »Selbst auf Autobahnraststätten wird man auch fünf Monate nach der Show noch positiv angesprochen«, erzählt er. »So fragte mich ein Busfahrer in Algund, in Südtirol, vor 14 Tagen: ›Bist du nicht der Norbert? Meine Frau hat dich immer geguckt im Fernsehen und ich musste mitschauen.‹« Das sei schon lustig. Einmal wöchentlich postet Norbert noch auf seiner Facebook-Seite, die immerhin rund 7500 Likes zählt. »Früher haben sich die Leute angestoßen oder angeguckt und man konnte sehen, wie sie sagen ›Da kommt der Dicke‹«, erzählt er. Jetzt hat Norbert ein ganz anderes Problem: »Heute schauen sie in meinen Einkaufswagen, und ich kann keine Schokolade kaufen, weil ich mich beobachtet fühle - ich brauche einen Dealer!«, sagt er lachend.

Sein Geheimrezept? Gibt es nicht. Jeder muss seinen eigenen Weg finden. Nur drei Dinge: Ernährung, Bewegung und Motivation. »Glaubt an euch! Es ist relativ einfach«, macht er Nacheiferern Mut. »Die meisten wissen auch, woran es liegt. Von den dreien ist Motivation am schwierigsten. Bei mir war sozialer Druck da, den brauchte ich offenbar auch.«

Heute treibt Norbert gern Sport, vor allem gemeinsam mit Ali. Dieser meinte zu ihm: »Wir brauchen keine Wohnzimmermöbel, wir brauchen Sportgeräte.« So hat Norbert acht Fitnessgeräte günstig ersteigert, dazu noch zwei Crosswalker, ein Laufband und ein Fahrrad – und ihr persönliches Fitnessstudio ist perfekt! Norbert macht am liebsten Cardio-Training, er geht aufs Laufband oder den Crosstrainer, verbrennt in der Stunde zwischen sechshundert und achthundert Kalorien. Nach seiner Bauch-OP geht das noch deutlich besser, weil endlich nichts mehr scheuert. »Ich lag unter dem Messer, weil meine Hautschürze mich behindert hat«, erklärt er. »6,5 Kilogramm Haut sind weg.« Diese hatte ihn immer noch gestört, beispielsweise beim Fahrradfahren. Bei der zweieinhalbstündigen Operation ist sogar ein *The Biggest Loser*-Kamerateam dabei gewesen – für das große Special der Sendung. Sich dabei filmen zu lassen, fand Norbert völlig in Ordnung. Von Schönheitsoperationen generell hält er aber nichts. »Unser Gesicht und unser Körper gehören zu uns«, findet er. »Schönheitsoperationen gaukeln vor, man könnte die Zeit aufhalten – ich halte das für Quatsch. Schönheit ist vergänglich!«

Ali David Shoshak hat es nicht nur geschafft, die fünfzigtausend Euro Siegprämie bei *The Biggest Loser* mit nach Hause zu nehmen. Er stellte nebenbei gleich noch zwei Weltrekorde der Sendung auf: Der Nürnberger verlor 40,4 Kilogramm in sechs Wochen und er schaffte es, 15,4 Kilogramm in einer Woche abzunehmen. Dabei hat er noch nicht mal selbst entschieden, bei der Show mitzumachen.

Ali erzählt: »Mein Schwager hat sich für mich beworben. Mit ihm hatte ich nur eine Folge der Sendung gesehen und er meinte: ›Das wäre doch was für dich!‹ Darauf habe ich nur geantwortet, dass ich mich niemals so bloßstellen lassen würde und das für mich nicht in Frage käme.« Sein Schwager hat die Bewerbung trotzdem abgeschickt – und Ali wurde als letzter Kandidat vom Sender angerufen. »Ich war nicht sauer auf meinen Schwager!,« erklärt er. »In dem Augenblick war es für mich eine Erlösung, weil ich mir dachte: ›Wenn ich mich selbst vor allen bloßstelle, dann geht das nicht, ohne zu gewinnen! Ich muss allen zeigen, dass ich es schaffe‹.« Schließlich sei er auch ein Typ, der sich nur für Dinge interessiert, wenn es dabei um etwas geht. »Dass ich nach 15 Jahren zum ersten Mal wieder mein T-Shirt vor anderen ausziehe und so halbnackt auf der Waage stehe, das war der Anreiz für mich, es durchzuziehen und das Ding zu gewinnen«, erklärt er resolut. Das Preisgeld war dabei keine Motivation für ihn, es befindet sich immer noch komplett auf dem Konto. »Ich hab es niemals fürs Geld gemacht! Ich habe Gott sei Dank immer gespart, sodass ich noch nie Geldmangel hatte. Ich habe immer gearbeitet«, sagt Ali. »Nein, ich habe es gerne gemacht! Damit ich mich traue, wieder in den Spiegel zu sehen. Damit ich nicht nur ins Bad gehe, um Zähne zu putzen und dabei den Spiegel meide. Damit ich mich mal wieder traue, Frauen anzusprechen. Oder, noch ein doofes Beispiel, damit ich meine Schuhe wieder sehe! Damit ich einfach wieder selbstbewusst sein und wieder leben kann!«

15 Jahre lang ging Ali nicht mehr ins Schwimmbad oder in die Sauna. Zehn Jahre lang hatte er schon keine

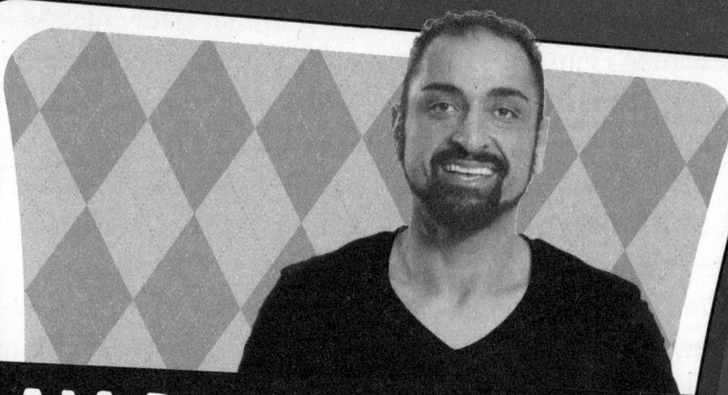

ALI DAVID SHOSHAK

Geburtsdatum: 6.9.1979

Beruf: Koch

Familienstand: ledig

Wohnort: Alfhausen und Nürnberg

Größe: 1,90 Meter

Höchstes Gewicht: 186,0 Kilo

Aktuelles Gewicht: 97,0 Kilo

Ich habe bei *The Biggest Loser* mitgemacht, weil … es meine letzte Chance war und ich eigentlich am Leben schon keine Lust mehr hatte. Ich hatte mich bereits aufgegeben. Ich habe mich auch nicht selbst beworben, das war mein Schwager.

Mein Lebensmotto: Leben und leben lassen.

Beziehung mehr. »Ich habe mir immer gedacht: ›Welcher armen Frau will ich das antun? Wer soll sich dann immer Sorgen um mich machen?‹«, erklärt er seine Hoffnungslosigkeit. Er hatte resigniert und war sich sicher, seine Situation würde sich nicht mehr ändern. Und vor allem er selbst könne daran auch rein gar nichts mehr drehen. Ali war sogar an einem Punkt, an dem er sich das Leben nehmen wollte. »Ich dachte: ›Für was willst du leben? Nur, um Geld zu verdienen und dann nichts zu tun?‹«, erinnert er sich.

Dabei war Ali nicht sein Leben lang dick und unsportlich. Im Gegenteil: Mit 18 Jahren spielte er in der deutschen Footballnationalmannschaft, mit der er 1998 Europameister wurde. »Ich wusste ja, wie ich da ausgesehen habe. Ich wollte wieder so werden wie früher!«, sagt der einstige Profisportler. Mithilfe von *The Biggest Loser* hat er sich seinen großen Wunschtraum erfüllen können. »Und wenn ich es nur für zwei Tage geschafft hätte, für dieses Gefühl würde ich es immer wieder tun!«, erklärt er. »Jeder Dicke kann mir erzählen, was er will: Es ist das schönste Gefühl, das allerbeste, besser als Liebe, besser als Sex, wenn du dich in deinem Körper wohlfühlst. Wenn du dich selbst nicht liebst, dann kannst du niemand anderen lieben!«

ALIS ABNEHM-MANTRA

»Die Entfernung zwischen deinen Träumen und der Realität nennt man Disziplin.«

Durch seine Teilnahme an *The Biggest Loser* hat Ali insgesamt starke 87,4 Kilogramm abgenommen. Seine

Leistung schreibt er allerdings nicht sich selbst zu. »Das hat echt mit dem großartigen Team, mit den Coaches zu tun! Ich war mein Leben lang ein Teamspieler. Ich habe das Abnehmen in der Gruppe gebraucht. Und Leute, die an mich glauben! Da waren um die sechzig Crewmitglieder, die sich um einen gekümmert haben«, erklärt Ali. Zudem hätten ihn auch sämtliche seiner Mitkandidaten sehr motiviert. Nicht etwa wegen des Wettbewerbsgedankens, sondern vielmehr weil man sich angefreundet hat. Heute sei man wie eine große Familie, steht immer noch in Kontakt, mit Moderatorin Christine Theiss oder den Trainern. »Es kommt immer darauf an, inwieweit sich die Kandidaten im Camp darauf einlassen wollen«, sagt er. Man müsse das Kindische beiseiteschieben können und aufhören, die Schuld am Dicksein immer auf andere zu schieben und stattdessen die Hilfe wirklich annehmen. Sonst mache eine Teilnahme an *The Biggest Loser* keinen Sinn. Man müsse die Fehler endlich bei sich selbst suchen - nur dann könne einem die Sendung tatsächlich helfen. So wie ihm.

Als Ali nach seiner Zeit im Camp in Andalusien in seine Heimatstadt Nürnberg, in die der gebürtige Iraner zusammen mit seinen Eltern im Alter von drei Jahren kam, zurückkehrte, war er einfach nur glücklich. »Ich habe in den sechs Wochen nichts mehr vermisst, als wieder zu Hause zu sein!«, erklärte er in der Sendung. Seine hübsche Model-Schwester Azita freute sich riesig auf ihren Bruder und war sehr gerührt. »Er sieht super, und vor allem so gesund aus! Er strahlt, ist positiv - noch viel besser, als ich es mir erwünscht hatte«, schwärmte sie.

Ali erklärte dann im Kreis seiner Lieben, dass er bis zum Finale noch mindestens 20 bis 25 Kilogramm abnehmen wolle. Tatsächlich ist es noch doppelt so viel geworden!

Wie er das gemacht hat? Vor allem mit eiserner Disziplin beim Sport. »Ich habe täglich 1200 Kilokalorien zu mir genommen, aber vier Stunden Sport getrieben, davon eineinhalb Stunden Hit-, eine Stunde Kraft- und zwei Stunden Fettstoffwechseltraining. Wenn du das machst, schaffst du das nicht mit weniger Kalorien!«, erklärt er seinen Weg. »Dein Körper ist wie ein Ofen, du musst ja Holz reintun, damit etwas brennen kann. Wenn du kein Holz nachlegst, brennt da oben auch nix.« Man könne zwar auch abnehmen, in dem man hungert, das sei seiner Meinung nach aber der falsche Weg. Obwohl Ali sein Gewicht fast halbiert hat, musste er keine Bauchstraffung vornehmen lassen. Man kann es Glück nennen, oder einfach auch Disziplin. »Ich hatte mir aber auch so ein Hautgerät, einen speziellen Sauger, gekauft und meinen Bauch jeden Tag eine halbe Stunde mit Schwangerschaftsöl massiert«, sagt er. »Das ist schon auch eine Kopfsache, man muss daran glauben! Ich habe einfach alles gemacht in den sechs Monaten.« Zur Motivation hat er sich das erste Bild, auf dem er oben ohne in der TV-Sendung zu sehen war, überall aufgehängt.

Das Durchhalten hat sich aber auch gelohnt! »Das erste Mal, als ich mir ein neues T-Shirt in Größe M gekauft habe, bin ich nach Hause gekommen und habe wie ein kleines Kind geheult«, erzählt Ali, der in der Sendung 8 XL getragen hat. Außerdem kann er heute seinen geliebten Sport, Football, endlich wieder richtig ausüben. Er darf bei den

Spielen sogar Angriff und Verteidigung starten, wie er erklärt, der Traum eines jeden Spielers. »Ich habe in der Saison alle Spiele durchgespielt«, sagt Ali stolz. »Das war ein Traum für mich, ich bin noch einmal in meinem Leben 19 Jahre alt gewesen.« Heute wiegt er nicht mehr ganz so wenig wie im Finale. Die 87 Kilogramm derzeit seien auch fast zu wenig gewesen, findet Ali. Seine Freunde hätten ihn damals schon darauf angesprochen, dass er nicht mehr gut aussehe. Mit seinen 97 Kilogramm fühlt sich Ali hingegen pudelwohl. »Es macht mich stolz, mein Gewicht zu halten. Ich habe jetzt eigentlich das optimale Gewicht für meine Größe«, erklärt er. »Ich kann nur immer wieder betonen: Es war die beste Entscheidung meines Lebens, bei dieser Sendung mitzumachen.«

Um sein Gewicht zu halten, beschränkt sich Alis Sportprogramm auf zwei Einheiten am Tag - eine morgens, eine abends, meist ja gemeinsam mit Norbert. Ansonsten geht Ali noch zwei-, dreimal die Woche mit einer Gruppe um den Alfsee laufen. »Wir machen Hittraining, das ist Intervalltraining. Das heißt, wir laufen eine Minute richtig schnell, dann eine Minute langsam und das im Wechsel. Das ist sehr effektiv! Man kann mit kurzem, aber sehr intensivem Training viel erreichen«, sagt er. Außerdem bringt er den Mitläufern gern Kleinigkeiten bei, die ihm auch geholfen haben, zum Beispiel, wie wichtig eine Pulsuhr ist. »Das hätte ich früher auch nie verstanden, warum man sich so etwas kauft«, erklärt Ali. »Leute, die abnehmen wollen, kaufen sich oft zwanzig, dreißig Lebensmittel, die sie nie essen werden, und stellen sie sich in die Küche - aber das Wichtigste vergessen sie! Mir haben auch alle gesagt: Kauf dir Chiasamen, kauf

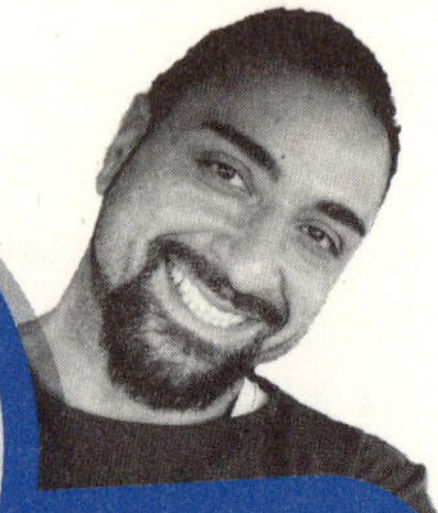

Alis Top 5 Abnehmtipps

1. Nichts auf morgen verschieben, wenn du abnehmen möchtest! Gleich aufstehen!

2. Wie ein Schulkind als Erstes einen Stunden- oder Tagesplan machen und aufschreiben, was genau du wann tust. Da steht dann alles schwarz auf weiß. Du musst nicht nur deinen Körper verändern, sondern auch deinen Kopf!

3. Schreibe dir deine Ziele auf Papier und hänge sie überall auf. An die Toilettentür, an die Küchentür, an die Wand – überall! Zum Beispiel: »Immer wenn du aufgeben möchtest, erinnere dich daran, warum du angefangen hast!« oder »Du bist viel zu weit gekommen, um jetzt aufzugeben!« oder »Vergiss nicht, was du bis jetzt erreicht hast!«

4. Kauf nur noch das ein, was du am Tag brauchst! Du zwingst dich damit, mindestens einmal am Tag zum Einkaufen zu gehen, das verbrennt auch schon Kalorien. So hast du nicht mehr die Möglichkeit, zu schummeln. Du hast nur die Tagesration und wenn du zum Frühstück schon alles aufgegessen hast, dann hast du eben nichts mehr.

5. Erstelle dir einen Plan mit den gesunden Lebensmitteln, mit denen du klarkommst!

dir Hanföl, kauf dir dies und das! Ich habe nichts davon befolgt, weil ich mir gedacht habe, am Ende des Tages muss ich sowieso mit all meinen Sachen klarkommen.« So funktioniert für ihn heute auch die Low-Carb-Methode am besten. »Ich brauche mindestens zwei Äpfel am Tag, ich esse einen Joghurt mit Obst am Morgen, mittags Salat, ansonsten Fleisch und Gemüse«, verrät Ali seinen täglichen Speiseplan. Er isst nur noch ein- bis zweimal die Woche Brot und sehr selten mal Nudeln oder Reis. »Dir muss Spaß machen, was du isst! Du kannst nicht jeden Tag den gleichen Salat essen oder gar Kohlsuppe. Es muss realistisch sein«, sagt er. Einer seiner großen Träume wäre es, irgendwann einmal mit Frau und Kind am Tisch zu sitzen – und da müsse die Ernährung ja auch noch dazu passen.

»Als Kind hätte ich ein Pferd essen können und es hätte mir nichts ausgemacht«, erzählt Ali aus seinem früheren Leben. Auch Schokolade und andere Süßigkeiten mochte er nie besonders gern. Zum Verhängnis sind ihm in seinen Zwanzigern vor allem süße Getränke geworden – und die in rauen Mengen. »Ich habe den ganzen Tag über wenig gegessen, aber mindestens sechs bis sieben Liter Softdrinks getrunken«, sagt der sympathische Nürnberger. Spezi und Cola, da aber natürlich nicht die Light-Variante. Dazu gab es nachts, wenn er von der Arbeit nach Hause kam, zum Beispiel auch mal eine ganze Familienpizza, zwei Big Mäcs oder zweieinhalb Döner. »Ich habe übertrieben, ich dachte, ich hätte die Grenze schon überschritten. Es wird sowieso nie wieder zurückgehen, du steuerst eigentlich schon auf den Tod zu«, sagt er.

Norbert 187,0 kg > 99,0 kg & Ali 186,0 kg > 97,0 kg

Als Ali abnehmen wollte, hat er seine Eltern, die immer noch in Nürnberg leben, selten besucht. »Meine Mutter ist Perserin«, erzählt Ali. »Wenn sie kocht, dann gibt es nicht einen Reis, dann gibt es vier bis fünf verschiedene Sorten Reis und dazu noch fünf Sorten Eintopf. Bei uns Iranern ist es immer so, als wäre Hochzeit, stattdessen ist es nur Mittagessen.«

Ali findet, dass er unglaublich Glück mit den Mitkandidaten seiner Staffel hatte, weil sie ihn nicht wieder nach Hause geschickt haben. »Ich habe in der ersten Woche zwar gleich 15,4 Kilogramm abgenommen, aber in der zweiten Woche war ich dann der Allerschlechteste mit nur 3,8 Kilogramm Gewichtsabnahme.«, erzählt der gelernte Koch. »Andere Mitkandidaten hätten mich da sofort herausgewählt, und ich hätte im Flugzeug nach Hause gesessen. Aber meine Mitkandidaten meinten nur: Wer soll dann für uns kochen?« Das habe ihn gewissermaßen gerettet. Außerdem hat Ali viele sehr gute Kumpels gewonnen. Obwohl er auch Jan und Umut noch als beste Freunde bezeichnet, verbindet ihn mit Norbert etwas ganz besonderes. Es sei, wie Ali betont, »eine ehrliche, brüderliche Freundschaft.«

Kennengelernt haben sich die beiden bereits in der ersten Nacht im Camp, als Norbert gerade den Motivationsbrief seiner Tochter gelesen hat. Am ersten Abend hätten sich alle Kandidaten gleich gegenseitig ihre Lebensgeschichten erzählt. »Man hat sofort gemerkt, von wem man sich besser fernhält«, sagt Ali. »Mit Norbert war da ein Anwalt, jemand, der alles hat. Und trotzdem hat er nur über seine Familie geredet, nicht etwa über seine

Immobilien.« Da war Ali schnell klar: Der Alfhauser sei einfach ein Mensch, mit dem man durch dick und dünn gehen könne. Einer, der niemals Nein sagt. »Manchmal, wenn wir trainieren, gebe ich nach vierzig Minuten auf und sage, das reicht jetzt, ich hab heute schon zwei Mal trainiert«, erzählt Ali. »Norbert würde nie aufhören, bevor er die sechzig Minuten erreicht hat – so ein Typ ist er. Wenn er etwas macht, dann macht er es richtig. So einen Freund zu haben, ist das Beste, was mir passieren konnte. Ich glaube, wir tun uns gegenseitig sehr gut!«

Und das eben nicht nur auf privater, sondern auch auf wirtschaftlicher Ebene. »Das Geschäft in der *Goldgrube* läuft«, freut sich Ali über ihren gemeinsamen Erfolg. »Unser Low-Carb-Essen kommt bei den Leuten gut an.« Das liege seiner Ansicht nach daran, dass das Imbiss-Restaurant beide Lager anspricht: Diejenigen, die etwas Deftiges wollen. Aber auch die, die etwas Gesundes essen möchten. Sogar ein eigens kreiertes Eiweißbrot ganz ohne Weizen und Gluten wird hier gebacken. »In den meisten Restaurants hast du ja nicht die Möglichkeit, dich nach der Low-Carb-Methode zu ernähren«, bedauert Ali. Das würde er gern ändern! Deshalb möchte er selbst irgendwann ein kleines Restaurant eröffnen, in dem wirklich nur gesundes Essen in Kombination mit Sport auf der Agenda steht. Das Ganze entweder in seiner Heimatstadt Nürnberg oder in Stuttgart, wo Ali fünf Jahre lang gelebt und als Koch gearbeitet hat. Überhaupt hat er in sämtlichen Ländern und deutschlandweit so ziemlich alles gekocht, von Sushi bis italienisch. Er selbst mag die mexikanische Küche am liebsten. Und er liebt Fleisch, insbesondere gesmokt und gegrillt. Für sich selbst hat er in zehn Minuten etwas Leckeres zubereitet. »Ich wünsche mir irgendwann eine offene Küche mit einer Kamera und meinen eigenen YouTube-Channel, wo ich zeige, wie man gesund kochen kann. Und mein Restaurant soll ein Ort sein, an dem man einmal die Woche mit seinen Gästen zwei, drei Stunden Sport treibt und ihnen gleichzeitig beibringt, wie man sich gesund ernähren kann. Ich könnte mir auch vorstellen, das wieder gemeinsam mit Norbert zu machen«, sagt er.

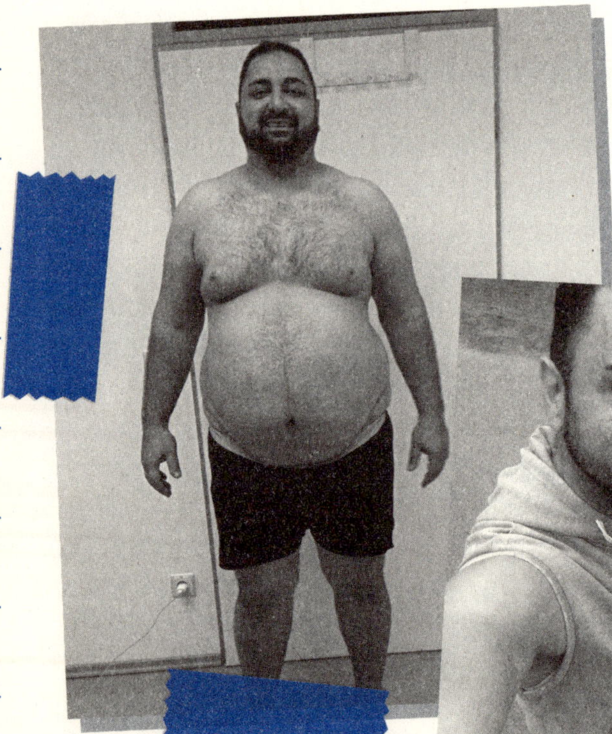

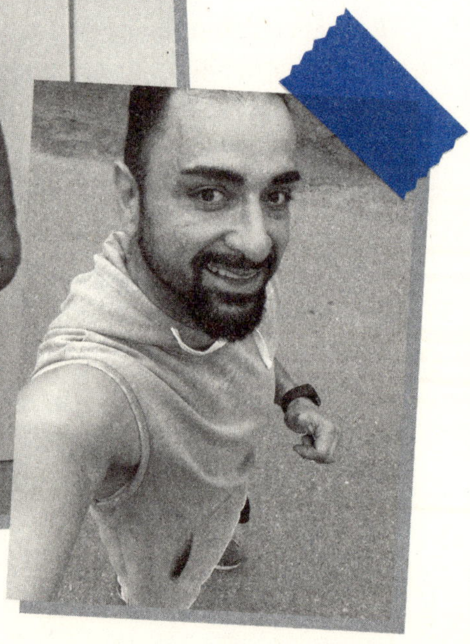

So wie er derzeit fast alles zusammen mit seinem besten Freund und Mitbewohner macht. »Norberts Ex-Frau bügelt sogar meine Unterwäsche«, lacht Ali. »Ich lebe hier wie ein König! Sie haben mich in Alfhausen gleich in der ersten Woche in den Schützen- und in den Karnevalsverein aufgenommen. Sie wollen mich sogar im nächsten Jahr als Prinzen.« Norbert und seine Frau sind zwar getrennt lebend, teilen sich aber immer noch ein Haus und sind beste Freunde. »Sie ist die liebste Frau und auch Norberts Kinder sind mir so ans Herz gewachsen«, schwärmt Ali. Auch Franzis Fußballspiele würde er sich oft anschauen. »Das Schönste an *The Biggest Loser* ist, dass es uns alle so zusammengeschweißt hat. Es ist ja so: Wenn du auf so engem Raum zusammenlebst, liebst du dich entweder oder du hasst dich.« Norbert und er würden sich vor allem auch immer gegenseitig motivieren. »Er macht mich fertig, wenn ich zunehme, ich mache ihn fertig, wenn er zulegt. Ich erfreue mich an seinem Glück und er sich an meinem«, sagt er. Am meisten schätzt Ali Norberts Ehrlichkeit. »Er ist der fleißigste Mensch, den ich kenne. Er steht um fünf Uhr morgens auf und ist bis dreiundzwanzig Uhr abends unterwegs«, erklärt Ali.

Er und Norbert gehen derzeit täglich gemeinsam mit einem aktuellen *The Biggest Loser*-Kandidaten, der in der Nähe wohnt, laufen – um ihn zu motivieren und fit zu machen. Ali erklärt: »Man misst sich immer an seiner Konkurrenz, man steht und fällt mit den Konkurrenten. Ich habe damals jeden Tag vier Stunden trainiert, habe nachts auf der Toilette eine Zigarette geraucht und mir überlegt: ›Ali, hast du zu wenig gemacht? Hast du zu viel Spargel gegessen?‹ Wieso ich das getan habe? Weil meine Konkurrenz einfach gut war. Dann tust du mehr, weil du mehr erreichen willst.« Es sei wie damals mit seiner Footballmannschaft gewesen. Gegen schlechte Mannschaften spiele man schlecht, weil man sich ganz automatisch auf das Level begibt.

Heute mit anderen zu trainieren und ihnen zu helfen, sieht Ali als seine Verantwortung. »Es ist das Schönste, was du für einen Dicken machen kannst: Ihn mal an die Hand zu nehmen und wirklich Zeit mit ihm zu verbringen, um gemeinsam Sport zu treiben oder einfach nur spazieren zu gehen. Ihm das Gefühl zu geben: ›Hey, du schaffst das! Wenn ich das geschafft habe, schaffst du das hundert Mal!‹«, erklärt er. Und weil Ali so gut und gern motiviert, möchte er auf jeden Fall bald noch seinen professionellen Trainerschein machen.

Da berührt es ihn natürlich sehr, wenn ein Junge, der 217 Kilogramm gewogen hat, mit Alis Hilfe 119 Kilogramm abgenommen hat. »Das hat mich so stolz gemacht! Es ist ein Geben und Nehmen! Mir wurde geholfen und ich muss das auch weitergeben!«, sagt er. Bei mittlerweile über 4700 Zuschriften muss aber natürlich aussortiert werden, nicht jedem kann Ali seine Unterstützung anbieten. Er achtet darauf, dass es nur wirklich dicke Menschen sind, die er auswählt. »Bei einem meiner ersten Trainingscamps waren von den achtzig Leuten ungefähr vierzig Frauen, die mich nur kennenlernen wollten – das schmeichelt mir natürlich. Aber was wirklich zählt ist, dass man ernsthaft abnehmen möchte!«, betont er. »Ich sage immer: Leute, das ist eine Krankheit! Das ist wie Asthma oder Krebs – du wirst es dein Leben lang haben.

Du musst es kontrollieren, in Maßen halten!« Ali ist sich sicher, dass er und auch sämtliche seiner Mitstreiter sicher mehr Angst vor dem Jo-Jo-Effekt haben als alle anderen. »Denn wir denken: Wie viele Leute enttäuschst du damit, die durch dich erst angefangen haben abzunehmen oder Sport zu treiben?«, gibt er zu.

Nach seinem Sieg sagte Ali, er könne sich wieder wie ein Mann fühlen. Das war in vielen Interviews zu lesen. Aber was genau meinte er damit? »Einfach ein Mann, der sich nicht nur in seinen vier Wänden verschanzt. Ich habe mich hinter meiner Arbeit und in meiner Wohnung versteckt, ich bin nie in die Stadt gegangen. Ich habe mich für mich selbst geschämt«, erklärt der Nürnberger. »Meine Kumpels haben mich ›Darth Vader‹ genannt, weil ich immer so schnarchend geatmet habe, wenn ich mit ihnen zusammen war. Ich hatte auch ein Schlafgerät für meine Atmung. Ich dachte mir immer: Welche Frau will sich neben einen Mann legen, der eine Schlafmaske trägt und so komisch atmet?« Auch seine massiven Gesundheitsprobleme, der Zuckerstatus, gehören nun der Vergangenheit an. »Jetzt sind meine Werte perfekt«, sagt er erleichtert. »Das Schlafgerät habe ich nach drei Wochen nicht mehr gebraucht, ich benutze kein Asthma-Spray mehr. Meine Hausärztin ist beeindruckt von meiner Geschichte.«

Wäre da noch sein attraktives Äußeres, das ihm heute natürlich auch nicht egal ist. »Letztes Jahr bin ich vielleicht einmal in vier Monaten zum Friseur gegangen, ich habe meinen Bart einfach wachsen lassen, ich habe nie Körperhaare entfernt. Jetzt enthaart mir Norberts Ex-Frau den Rücken«, erzählt er lachend. Bald wird Ali zurück nach Nürnberg ziehen und nur noch ein paar Mal im Monat nach Alfhausen pendeln, um nach der *Goldgrube* und natürlich seinem neuen besten Freund zu sehen.

Nur bei einer Sache sind sich Norbert und Ali nicht immer einig. Ali erzählt lachend. »Ich frage unsere Gäste im Imbiss jetzt immer: Bist du sicher, dass du noch Mayonnaise dazu haben willst? Und die Pommes auch noch?« Denn das sei ja eigentlich geschäftsschädigend.

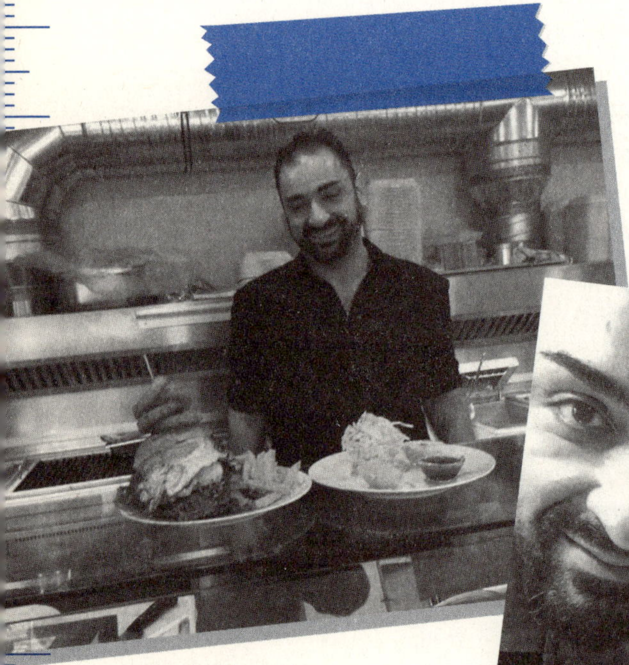

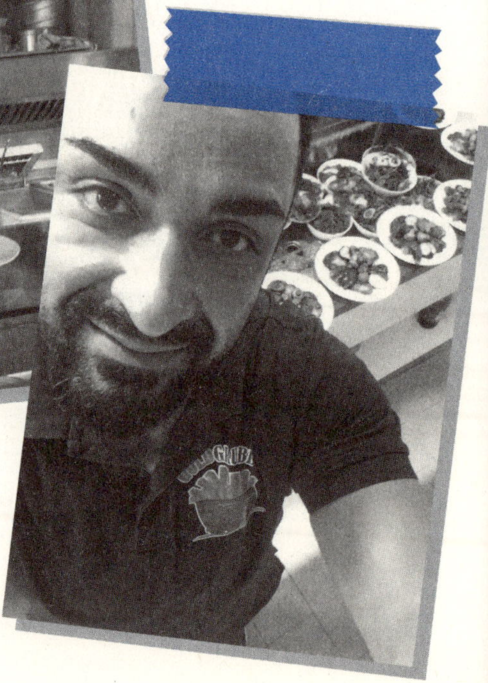

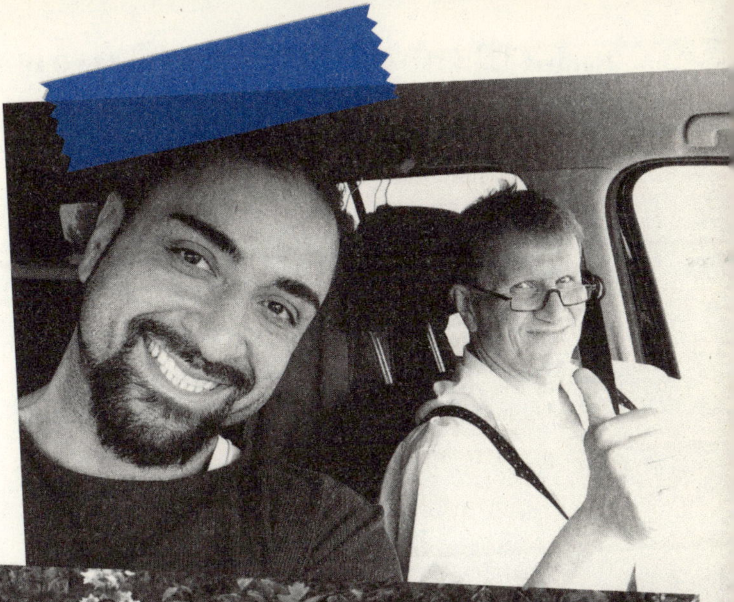

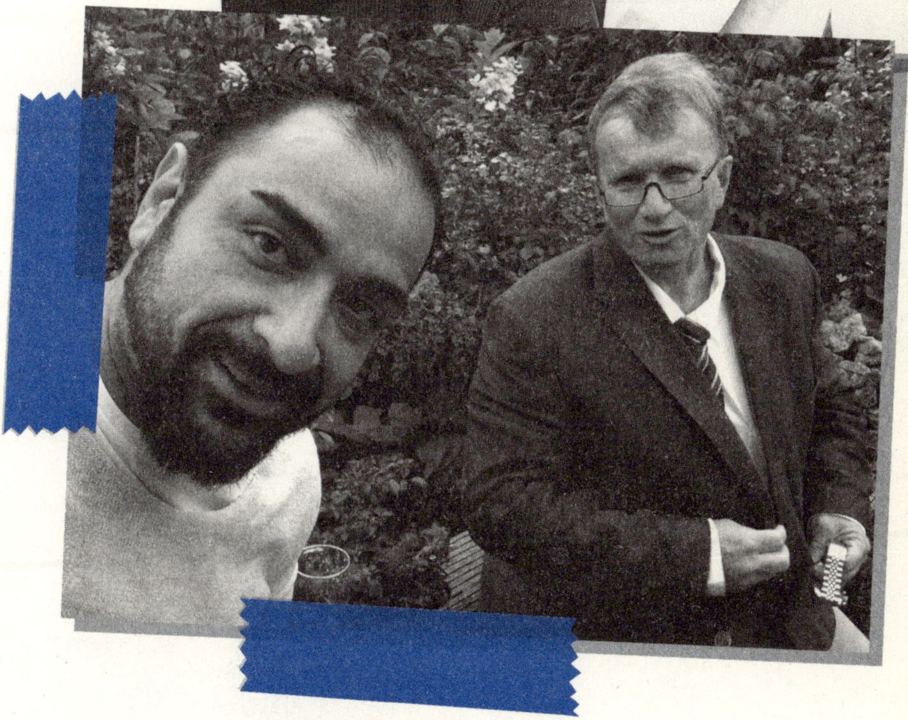

Rezept für den Original Low-Carb-Burger aus der Goldgrube

180 g Rinderhackfleisch-Patty
70 g Schmelzkäse
1 Spiegelei
2 Scheiben Bacon
2 Scheiben Rote Bete
2-3 Blätter Lollo-Bianco-Salat

Aioli-Dip

(für 3–4 Portionen)
100 g Rapsöl
80 ml Milch
2 TL Knoblauchpaste
20 g Kräuter nach Belieben
25 g Eiweißpulver
1 Prise Salz

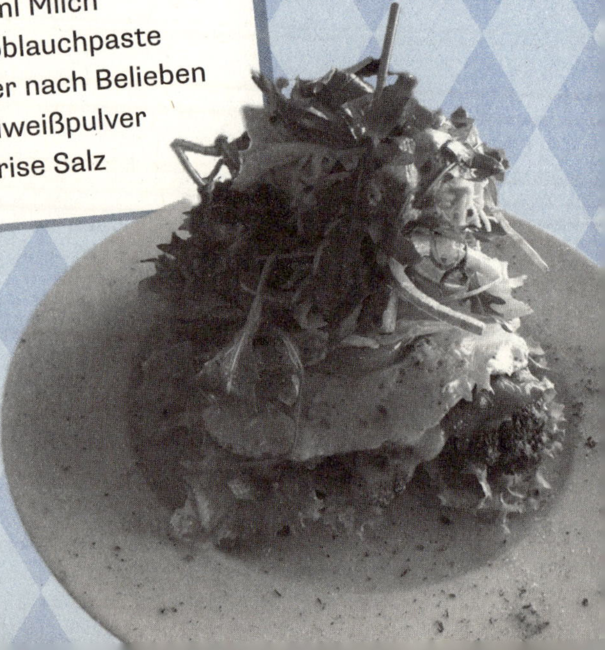

Wenn du Brot dazu möchtest, hier das Rezept für

Low-Carb-Eiweiß-Buns

Zutaten:
3 Eier
100 g Frischkäse
etwas Salz, nach Belieben
verschiedene Kräuter oder Gewürze

Arbeitszeit: 5 min, Backzeit: 25 min

Zubereitung:

Die Eier trennen und Eigelb, Frischkäse, Salz, Kräuter oder Gewürze vermengen. Das Eiweiß schön steif schlagen und unter die Masse heben.

Diese in vier bis sechs Portionen auf ein mit Backpapier ausgelegtes Backblech geben – je nachdem, wie groß man die Buns gern hätte.

Bei 160 °C etwa 25 Minuten goldgrubenbraun backen und genießen!

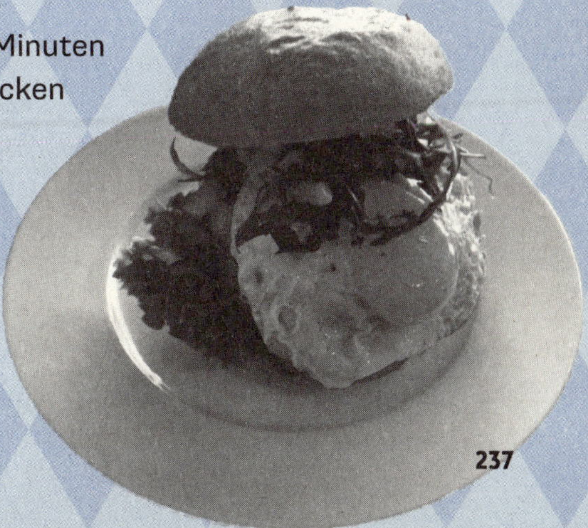

Bildnachweis

Fotos:

S. 6, 15: © kabel eins/Müller/Wehner; S. 7, 10, 13, 19 (oben): © privat Carlo Werner; S. 19 (unten): Shutterstock/Michael Melnikoff; S. 20: © Karolina Krüger; S. 21 (links), 24, 25, 26, 31: © privat Roger Kegel; S. 21 (rechts), 28, 32 (oben): © SAT.1/Frank Hempel; S. 32 (unten): Shutterstock/baibaz; S. 34 (links), 51 (links), 66 (links): © SAT.1 /Morris Mac Matzen; S. 34 (rechts), 51 (rechts), 55, 65 (oben), 66 (rechts), 67, 84 (links), 92, 96, 97, 111 (links), 115, 120, 127, 146, 147, 160, 161, 166, 174, 175, 178, 182, 190, 204, 205 (unten), 215, 221: © SAT.1/Martin Rottenkolber; S. 35, 38, 42, 47, 49: © Michel Kitenge (Fotograf), all rights reserved by Diva Agata Mongioví-Bonafé; S. 37: © Rocco di Gregorio (Fotograf), all rights reserved by Diva Agata Mongioví Bonafé; S. 40, 45 (oben): © Ben Pakalski (Fotograf), all rights reserved by Diva Agata Mongioví-Bonafé; S. 45 (unten): © privat Diva Agata Mongioví-Bonafé; S. 48: © Shutterstock/Photographee.eu; S. 50, 56, 63: © privat Sandy Ritter; S. 65: © Shutterstock/matkub2499; S. 69, 70, 74, 78, 81: © privat Falko Bräutigam, Instagram: falko.b, 5loser.de; S. 84 (rechts), 88, 95: © privat Petra Loher; S. 85: © Walter Hartl, tl-foto; S. 94: © Shutterstock/VooDoo13; S. 101, 102, 105: © privat Martina Nowacki; S. 110, 117, 124: © privat Andrea Hofer; S. 111 (rechts), 126 (rechts): © SAT.1/ Frank Dicks; S. 126 (links): © SAT.1/Enrique Cano; S. 130, 132, 137, 138, 143: © privat Henrike Reinecker; S. 149, 150, 152, 154, 157, 159: © privat Jan Tiffe; S. 169, 205 (oben): © SAT.1/Guido Engels; S. 171, 172: © privat Bernd Oehmke; S. 181: © privat Anna-Maria Mitsch; S. 191, 200: © MarathonFoto, Event Photography Group, Inc.; S. 194, 203: © privat Umut Savran; S. 210, 213, 236 (unten), 237: © privat Norbert Giesecke; S. 226, 230, 234, 235, 236 (oben): © privat Ali Shoshak

Illustrierende Elemente:

S. 8, 10, 12, 15, 16, 18, 22, 24, 26, 28, 30, 32, 36, 38, 40, 42, 44, 46, 48, 52, 54, 56, 58, 60, 62, 63, 64, 68, 70, 72, 74, 76, 78, 80, 82, 84, 88, 90, 92, 94, 98, 100, 102, 104, 106, 108, 112, 114, 116, 118, 120, 122, 124, 128, 130, 132, 134, 136, 138, 140, 142, 144, 148, 150, 152, 154, 158, 162, 164, 166, 168, 169, 170, 172, 176, 178, 180, 182, 184, 188, 192, 194, 198, 200, 202, 206, 208, 210, 212, 214, 215, 216, 220, 222, 224, 226, 228, 230, 232, 234, 236 (alle Kolumnentitel): © Shutterstock/davooda; S. 15, 28, 42, 63, 78, 92, 105, 120, 138, 154, 169, 182, 200, 215, 226 (Gewichte): © Shutterstock/davooda; S. 19, 65, 236 (Kochmütze): ©Shutterstock/Imagination lol; S. 19, 236 (Besteck): Shutterstock/philia; S. 65, 125, 237 (Nudelholz, Schneebesen): © Shutterstock/puruan

Hintergründe:

S. 20/21, 24, 28, 32/33: © Shutterstock/Ganzaless; S. 34/35, 38, 42, 48/49: © Shutterstock/New Line; S. 110/111, 115, 120, 124/125: © Shutterstock/Fedorov Oleksiy; S. 146/147, 150, 154, 158/159: © Shutterstock/Ann.and.Pen; S. 190/191, 194, 200, 202/203: © Shutterstock/opicobello; S. 204/205, 210, 215, 221, 226, 236/237: © Shutterstock/NuDesign.co

Impressum

The Biggest Loser
Erfolgsgeheimnisse
15 KandidatInnen verraten ihre besten Abnehmtipps und Motivationstricks für den Alltag - so schaffst Du es auch!
ISBN: 978-3-959101-11-0

Eden Books
Ein Verlag der Edel Germany GmbH

www.edenbooks.de | www.facebook.com/EdenBooksBerlin | www.edel.com
1. Auflage 2017

Projektkoordination: Nina Schumacher und Kathrin Riechers
Text: Tina Gerstung und Ina Ritter
Umschlagabbildungen: © SAT.1/Martin Rottenkolber (Anna Mitsch links und Carlo Werner rechts), © kabel eins/Müller/Wehner (Martina Nowacki mitte)
Umschlaggestaltung: Christina Hucke und Christiane Hahn
Layout und Satz: Christina Hucke und Christiane Hahn
Druck und Bindung: optimal media GmbH, Glienholzweg 7, 17207 Röbel/Müritz

Printed in Germany

Dieses Buch ist auch als E-Book erhältlich.